Abdulrahman H. Algaeed / Igor Kozak

Clinical Atlas of Ophthalmic Ultrasound

临床眼科超声图谱

主　编　［沙特阿拉伯］阿卜杜拉赫曼·H. 阿尔加德
　　　　［阿联酋］伊戈尔·科扎克

主　审　杨文利

主　译　黄锦海　高蓉蓉

天津出版传媒集团
天津科技翻译出版有限公司

著作权合同登记号:图字:02-2020-369

图书在版编目(CIP)数据

临床眼科超声图谱 / (沙特阿拉伯) 阿卜杜拉赫曼·H. 阿尔加德, (阿联酋) 伊戈尔·科扎克主编 ; 黄锦海, 高蓉蓉主译. -- 天津 : 天津科技翻译出版有限公司, 2024. 10. -- ISBN 978-7-5433-4544-7

Ⅰ. R770.4-64

中国国家版本馆 CIP 数据核字第 2024Q331W7 号

授权单位:Springer Nature Switzerland AG.
出　　版:天津科技翻译出版有限公司
出 版 人:方　艳
地　　址:天津市南开区白堤路 244 号
邮政编码:300192
电　　话:(022)87894896
传　　真:(022)87893237
网　　址:www.tsttpc.com
印　　刷:高教社(天津)印务有限公司
发　　行:全国新华书店
版本记录:889mm×1194mm　16 开本　4.5 印张　150 千字
2024 年 10 月第 1 版　2024 年 10 月第 1 次印刷
定价:55.00 元

(如发现印装问题,可与出版社调换)

译者名单

主　审

杨文利（首都医科大学附属北京同仁医院）

主　译

黄锦海（复旦大学附属眼耳鼻喉科医院）

高蓉蓉（温州医科大学附属眼视光医院）

副主译

李可心（复旦大学附属眼耳鼻喉科医院）

陈　倩（复旦大学附属眼耳鼻喉科医院）

译　者（以姓氏汉语拼音排序）

陈　倩（复旦大学附属眼耳鼻喉科医院）

陈　鑫（复旦大学附属眼耳鼻喉科医院）

陈中幸（复旦大学附属眼耳鼻喉科医院）

高清祎（复旦大学附属眼耳鼻喉科医院）

高蓉蓉（温州医科大学附属眼视光医院）

黄锦海（复旦大学附属眼耳鼻喉科医院）

黄小敏（复旦大学附属眼耳鼻喉科医院）

蒋清清（郑州市第二人民医院）

李　昕（复旦大学附属眼耳鼻喉科医院）

李　越[上海市杨浦区中心医院（同济大学附属杨浦医院）]

李可心（复旦大学附属眼耳鼻喉科医院）

李泽升（复旦大学附属眼耳鼻喉科医院）

林暄乔（复旦大学附属眼耳鼻喉科医院）

刘露泽（南京同仁医院）

宁　睿（复旦大学附属眼耳鼻喉科医院）

任阅诚（嘉兴市中医医院）

王亦然（复旦大学附属眼耳鼻喉科医院）

夏侯晋轩（复旦大学附属眼耳鼻喉科医院）

杨馨宁（上海理工大学）

编者名单

Maram A. Elsayed Jeddah Eye Hospital, Jeddah, Saudi Arabia

Aniruddha Agarwal Advanced Eye Center, Post Graduate Institute of Medicine and Research (PGIMER), Chandigarh, India

Nurulhasanatunisa Badrudin Department of Diagnostic Imaging, King Khaled Eye Specialist Hospital, Riyadh, Saudi Arabia

Hassan Al Dhibi Vitreoretinal/Uveitis Department, King Khaled Eye Specialist Hospital, Riyadh, Saudi Arabia

Deepak P. Edward Glaucoma Division and Department of Pathology, King Khaled Eye Specialist Hospital, Riyadh, Saudi Arabia and Wilmer Eye Institute, Johns Hopkins University, Baltimore, MD, USA

Illinois Eye and Ear Infirmary, Department of Ophthalmology and Visual Sciences, University of Illinois at Chicago, Chicago, IL, USA

Sahar M. Elkhamary Department of Diagnostic Radiology, Faculty of Medicine, Mansoura, Egypt and Department of Diagnostic Imaging, King Khaled Eye Specialist Hospital, Riyadh, Saudi Arabia

Abdulrahman H. Algaeed Department of Diagnostic Imaging, King Khaled Eye Specialist Hospital, Riyadh, Saudi Arabia

Fahad Al Johar Department of Diagnostic Imaging, King Khaled Eye Specialist Hospital, Riyadh, Saudi Arabia

Hind Al Katan Department of Pathology, King Khaled Eye Specialist Hospital, Riyadh, Saudi Arabia

Igor Kozak Moorfields Eye Hospitals, Abu Dhabi, UAE

Arash Maleki Department of Ophthalmology, Byers Eye Institute, Stanford University School of Medicine, Palo Alto, CA, USA

Saleh Al Mesfer Department of Pediatric Ophthalmology and Ocular Oncology, King Khaled Eye Specialist Hospital, Riyadh, Saudi Arabia

Quan Dong Nguyen Department of Ophthalmology, Byers Eye Institute, Stanford University School of Medicine, Palo Alto, CA, USA

E. Randy Craven Glaucoma Division, King Khaled Eye Specialist Hospital, Riyadh, Saudi Arabia and Wilmer Eye Institute, Johns Hopkins University, Baltimore, MD, USA

Yahya Al Zahrani Vitreoretinal Department, and Ocular Oncology, King Khaled Eye Specialist Hospital, Riyadh, Saudi Arabia

中文版序言

眼科超声已成为临床上一项不可或缺的检查手段。通过使用不同的超声模式和频率,超声可以对全眼球进行高质量成像,这在眼部生物测量及疾病诊断方面具有重要价值。成功的眼部超声成像解读需要眼科医生深入了解超声的原理、使用方法及眼部结构在生理或病理情况下的超声图像特点。本书由两位在眼科超声领域有着丰富经验的专家阿卜杜拉赫曼·H. 阿尔加德和伊戈尔·科扎克主编,主要阐述眼科超声的发展史、技术原理、超声相关眼部解剖、临床图像解读等内容。本书从临床实践的角度出发,以真实的临床病例和眼科超声图像为基础,由浅入深、生动形象地讲解超声在玻璃体视网膜疾病、眼外伤、眼内炎、眼部肿瘤、视神经疾病、眼前节异常等眼病中的诊断价值。本书还解析了一些疑难和罕见的病例,使读者更加深刻地认识到眼部超声的临床意义,例如,鉴于超声的特性,眼科超声可以对屈光介质混浊的眼球进行评估,从而弥补了眼部光学测量方式的局限性。

黄锦海主任医生的团队一直致力于眼部生物测量的研究,取得了丰富的研究成果,并积累了大量的临床经验。黄锦海主任在生物测量领域位于全球角膜生物测量领域专家(Expertise in Corneal Pachymetry Worldwide)前 0.1%。他带领团队辛劳工作,从而使这本著作为临床医生提供实用的参考。在《临床眼科超声图谱》即将出版之际,我特别赞赏并感谢每一位为本书的翻译工作付出辛勤努力的成员。

鉴于文化和语言差异,在翻译过程中难免存在不够准确之处,恳请各位读者和同仁批评指正。

周行涛

2024 年 8 月

前　言

眼科超声检查是人眼成像和眼病诊断必不可少的辅助手段。每位眼科医生都应该熟悉这项技能，以用于临床实践。目前已有一些关于眼科超声的优秀书籍和出版物，可以为我们提供基础知识。

本书的创新性在于，它强调在特定眼科疾病实体和个别患者的整个临床情况背景下使用超声检查。特定的超声图像配有丰富的临床信息和(或)辅助技术图像，以补充临床信息或明确疾病的诊断。

本书中的临床信息和图像主要来自沙特阿拉伯利雅得的哈立德国王眼科专科医院影像科的档案。自成立35年来，这家一流的医院已收集了20多万张超声图像。本书选用了其中最具代表性和趣味性的图像，献给医院，以及这几十年来参与患者护理和图像收集工作的工作人员们。

本书的完成离不开合著者、合作者及来自美国费城Springer出版社的高级编辑Lee Klein先生的巨大努力。

最后，我们希望本书可以成为眼科医生、影像医生、眼科技师、护士、眼科住院医生和对眼科感兴趣的医学生的教学资源。祝愿本书给大家带来愉悦的阅读感受。

阿卜杜拉赫曼·H. 阿尔加德
伊戈尔·科扎克

目录

第 1 章

眼部超声检查的历史和原理

Aniruddha Agarwal, Arash Maleki, Quan Dong Nguyen

1.1 概述

声学是一种声音学，始于公元前 6 世纪。Lazzaro Spallanzani 在 1794 年创立了超声物理学，并用此解释了蝙蝠的回声定位，即蝙蝠通过人类无法识别的声音进行狩猎和导航。1880 年，Jacques 和 Pierre Curie 发现了压电效应，这种效应后来被用于换能器，在空气和水中产生和探测超声波。1917 年，Paul Langevin 首次在第一次世界大战中将超声技术应用于探测潜艇和冰山。

超声波在医学上的应用始于第二次世界大战期间和之后不久。1942 年，奥地利神经学家和精神病学家 Karl Theodore Dussik 成为第一位使用超声波对脑肿瘤进行医学诊断的医生。后来，超声波被应用于妇产科和内科。在 20 世纪 50 年代，科罗拉多大学的 Douglass Howry 和 Joseph Holmes 描述了二维 B 型超声（B 超）。

X 线照射眼部后会导致白内障，基于这个现象，超声检查在眼科的首个应用是探索超声对不同眼部结构的生物学效应。1938 年，Zeiss 研究了超声波对离体牛眼的影响，随后还对人眼进行了进一步的研究。这些研究和数据证实，眼部结构不易受到超声波的损伤[1]。

对眼睛声学特性的探索早于超声在眼部的诊断应用。1954 年，Begui 研究了牛眼的声速及其衰减，并于 20 世纪 50 年代和 60 年代初获得了室温或体温下人眼的数据[1]。

1956 年，Mundt 和 Hughes 首次在人眼应用超声诊断，描述了去除内容物的离体眼和活体眼内肿瘤患者的 A 型超声检查[2]。1957 年，Oksala 和 Lehtinen 介绍了手持式 A 型换能器的临床检查[3]。该领域的进一步研究推进了生物测量、A 型超声诊断和可视化 B 超技术的发展。

1.2 眼科超声模式的发展史

1.2.1 A 型超声

起初，由于当时轴向长度活体测量的限制和困难，研究热点集中在生物测量学和 A 型扫描。超声成为一种理想的轴向长度测量方法，并使测量沿着视轴的眼部结构的厚度和长度成为可能。从以往声学特性研究中获得的速度数据被用来测量前房深度（从角膜到晶状体前表面）、晶状体厚度和玻璃体腔长度（从晶状体后囊到视网膜）[4-6]。通过增加换能器频率和更精确的时间测量技术，在生物特征测量方面取得了进一步的进展。Coleman 和 Carlin 引入了结合电子间隔计数器和平均器的高频换能器[7]。

A 型超声（A 超）系统被用于研究多种眼部疾病的回声特性[8]，包括视网膜脱离、玻璃体积血、异物和眼部肿瘤等。Penner、Passmore、Cowden 和 Runyan[9,10] 描述了异物的 A 型模式定位。A 超设备首先是由 Ossoinig[11] 推广的，他开发了一种校准系统，并基于回波振幅和模式、距离衰减率和动力学特征的解释报道了许多疾病的诊断结果。

1.2.2 B型超声

20世纪50年代末，Baum和Greenwood[12]引入了眼科评估的B超技术。他们让被检查者取坐位，闭上眼睛，覆盖一块凝胶，并压上橡胶膜。Baum的复杂系统产生了令人难以置信的图像，并激励了其他人开发更简单、成本更低的B超系统。

Purnell团队对该领域做出了进一步的贡献，开发了用于眼部检查的手持式扫描仪[13,14]。在20世纪70年代早期开发了更可靠的临床应用系统。Coleman等[15]设计了一个手动控制的扫描单元，后来被Sonometrics Systems（纽约）公司商业化。这个系统在美国和世界各地被广泛使用，它分辨率良好，机械学原理简单、准确、可靠。

由McLeod和Restori[16]发明的浸入式扫描仪是一个卓越的发展。最后，Bronson开发了一种带有手持探头单元的实时接触B型扫描仪，是目前所使用的系统的原型[17]。

虽然A超在美国被忽视了一段时间，但事实证明A超和B超是互补的技术[1]。Thijssen提出了将A超和B超合并成像的想法，并由此产生了首个此类系统[18]。

1.2.3 进展

原始系统显示了超声在生物测量和诊断方面的临床优势，但也有其局限性。随后出现了以下三大进展解决了这些限制。

第一个进展是使用了高频换能器，提高了眼前节（如角膜、晶状体和睫状体）的分辨率。1990年，Pavlin等设计了一种50MHz的带有一个聚偏二氟乙烯换能器和一个扇区扫描仪的超声波系统，可以获得眼前节的清晰图像。该系统被称为“超声生物显微镜（UBM）”，目前仍被广泛应用于青光眼领域，以确定青光眼的可能潜在原因，以及前巩膜、虹膜、睫状体和前脉络膜的其他病理。

第二个进展是将计算机应用于存储扫描数据，并将扫描数据转换为3D图像。Coleman等[20]首先提出了3D扫描的应用，可以测量如眼部肿瘤等病理疾病的体积变化。Fisher等[21]引入了一种相对便宜的3D扫描仪，该扫描仪由Ophthalmic technologies Inc.（Toronto, Ontario, Canada）商业化。这种技术与50MHz换能器的结合明确了正常和病变部位的微观解剖关系。

眼科超声的第三次进展是频域处理，以提高分辨率和阐明微观结构。后来开发的频谱分析技术可测量反射性组织的性质和评估亚分辨率成分，用于检测恶性黑色素瘤[22]的高危微结构模式，并评估使用放射治疗[23]等治疗方式后，巩膜和脉络膜等组织的层分离和其他变化。

最后，血流测量（多普勒可视化）被用于眼科超声检查，可检查眼后节和眼眶肿瘤[8]。Ferrara等[24]和Silverman等[25]使用50MHz超声的先进技术评估了虹膜和睫状体小血管的回声模式，这可能判断青光眼的病因和血管对药物的反应。

超声治疗青光眼和消融眼内肿瘤的可能用途是在20世纪80年代和90年代被提出的[26-28]。至今已有一些关于使用高强度聚焦超声睫状体凝固术治疗青光眼患者的报道[29]。

综上所述，自超声首次在眼科临床应用以来，经历了近60年的快速发展，有望在这一领域取得广阔的前景。

1.3 眼部超声检查的原理

与眼底照相机不同，超声检查是利用声波来捕捉图像的，声波比光线有更好的穿透轮廓，可以用于屈光介质混浊的患者。眼部超声检查的原理包括：产生高频声波，并从其路径上的组织反射到换能器上，当声波返回时，换能器中的压电晶体会振动，产生电脉冲，并被转换成图像或其他数据。高频波穿透组织的次数较少，但分辨率更高。相比之下，低频波穿透得更深，但分辨率不佳[2]。

1.3.1 换能器和探头

市场上有各种类型和频率的超声探头可供选择。超声探头的基本元素是压电晶体，通常由锆钛酸铅组成。最近，聚合物氟化物基晶体也已被使用，无铅和无氟传感器正在开发中[30,31]。

在目前的实践中，各种频率的探头，包括10MHz、20MHz和50MHz，都可用于眼部超声检查。表1.1总结了不同频率的眼部超声探头的适应证[2,3,11,31]。

随着改进的软件、力学性能和更高分辨率的探头（如20MHz探头）的出现，有可能获得高质量的眼后节图像。10MHz探头更适合外伤的眼睛、不合作的患者，或不能直接接触扫描的患者(如感染),也可用于硅油眼(因为明显的衰减使不可能扫描 20MHz)、玻璃体疾病和一些眼眶疾病（因为 10MHz 能更好地穿透)。20MHz 扫描更适用于鉴别视网膜、脉络膜和巩膜等各层,黄斑病变的分析,检测眼内肿块边界,以及对色素痣的随访。因此,20MHz 探头是一个独特的工具,是对 10MHz 探头的补充。眼部结构可以用 10MHz 探头检测到，并用 20MHz 探头进行最可靠的跟踪和准确成像。表 1.2 比较了 10MHz 和 20MHz 探头,表 1.3 列出了每个探头的优点。图 1.1 显示了 10MHz 和 20MHz 探头的性能。

50MHz 探头用于前房和前房角结构的超声生物显微镜成像。

表 1.1　眼部超声探头及其频率

频率	适应证
10MHz	通用眼科成像
20MHz	玻璃体视网膜界面的高分辨率超声检查
35MHz	角膜和晶状体的成像
50MHz	前房及前房角结构的超声生物显微镜

表 1.2　10MHz 和 20MHz 探头的比较

	10MHz	20MHz
勘探角度	50°	50°
焦点	21~25m(0.94″~1.02″)	24~26mm(0.94″~1.02″)
轴向分辨率	150μm	100μm
横向分辨率	300μm	250μm
勘探深度	20~60mm	20~60mm

表 1.3　10MHz 和 20MHz 探头的优点

10MHz	20MHz
1.可视化的玻璃体链和不透明性	1.可见局灶性视网膜牵拉,玻璃体视网膜界面异常，小撕裂/脱离，为外科分诊提供参考
2.更深入地检查眼眶和脉络膜脱离	2.用于眼内小肿块测量
3.适用于硅油眼	3.精确测量巩膜或脉络膜的厚度
4.经眼睑超声检查	

1.3.2 分辨率

一般来说,超声探头的分辨率随着频率的增加而提高。轴向分辨率定义为平行于超声波束方向上两个反射体之间可以区分的最小距离,横向分辨率定义为垂直于超声波束方向上两个相邻反射体之间可以区分的最小距离[11,13,31]。

1.3.3 A 型超声

A 型扫描也被称为振幅扫描。在 A 型扫描中,换能器发送一束声束，返回的回波转换为一系列 2D 波状峰值,其高度与回波强度成正比。回声的强度取决于各种组织和组织界面因子[2,3,11,13]:

- 组织界面之间的相对差异。
- 入射声束的角度。
- 界面的大小和形状。
- 介质的密度。

如果眼组织界面差异很大，反射回波的振幅较高,则 A 型扫描的峰更高;反之,如果界面相似,峰则更矮。此外,峰的高度也会受到声波撞击界面角度的影响,以及致密介质的影响(如致密的白内障或致密的玻璃体积血)。

A 型扫描用于测量眼轴和角膜厚度。A 型扫描也能够表征肿瘤的内部结构,如在脉络膜黑色素瘤中存在声空洞。在 A 型扫描中,视网膜脱离表现为高振幅的峰,玻璃体脱离表现为低振幅的峰,脉络膜脱离表现为一个具有双峰的高振幅尖峰。图 1.2 为一个眼内异物的 A 型和 B 型联合扫描。

1.3.4 B 型超声

B 型扫描也被称为亮度扫描。在充分麻醉后,将探头放置在角膜表面,或在使用足够的耦合剂(如无菌介质)后,将探头放置在眼睑上。B 型扫描将反射的回声转换为眼睛的 2D 结构，在所有注视和位置进行扫描时提供相关的眼球解剖。B 型扫描中的回波被转换为亮度强度与回波振幅成正比的点[2,3,11,13]。

增益是眼部检查中常用的指标。更高的增益增加了信号强度,从而提高检查的敏感性。增益可用于检测玻璃体积血、玻璃体浓缩、玻璃体后界膜和炎症细胞。低增益值可以提高视网膜的分辨率,以检测不同的层次,如视网膜、脉络膜和玻璃体,视网膜撕裂和裂

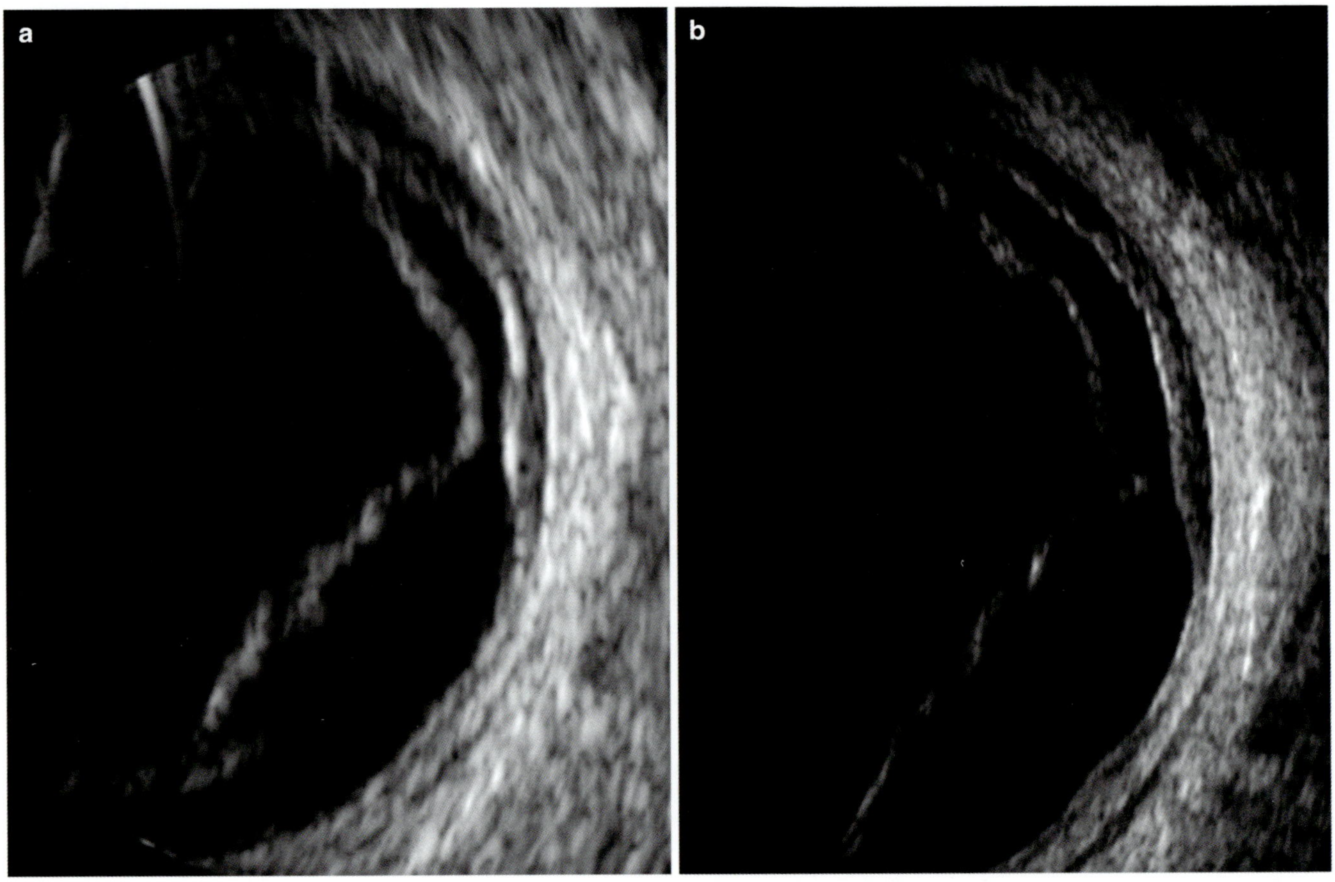

图 1.1 使用 10MHz(a)和 20MHz(b)探头对眼后节进行超声 B 型扫描的比较。使用高分辨率的 20MHz 探头可以更容易地区分玻璃体视网膜界面、视网膜和脉络膜。

孔，黄斑水肿，或肿瘤的血管分布。例如，图 1.3 显示一例糖尿病性黄斑病变患者存在的黄斑水肿。

B 超检查可在 3 个基本扫描位置进行。①轴向扫描(水平或垂直)：扫描显示的是前后方向，患者正视前方。探头标记为鼻侧(水平，标记 HAX)或向上(垂直，标记 VAX)。②横向扫描：扫描平面横跨几个钟点位，用于扫描不同的象限(上、鼻、下或颞侧)。探头标记朝鼻侧或上方。由后向前扫描声学切片。③纵向扫描：每个钟点位都被逐个扫描。显示的方向由前至后。后部(即视神经)总是位于扫描图的底部。探头放置在角膜缘处，标记指向钟点位。该扫描用于定位异物或视网膜裂孔及记录黄斑(图 1.2)。

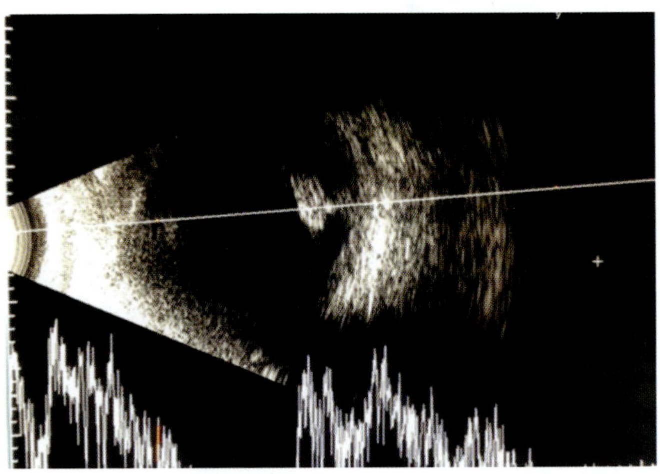

图 1.2 一例眼内异物患者的 B 超显示后玻璃体腔内有高回声影。A 型扫描(叠加在 B 型扫描上)显示出高振幅的尖峰，提示有金属异物。此扫描是在 6 点钟位置的纵向扫描。

1.3.5 超声生物显微镜

超声生物显微镜是一种无创、快速的辅助检查技术，可提供高分辨率的眼前节横断面图像。它的超声波频率(35~100MHz)比传统超声波更高。UBM 适用于不透明介质患者和低眼压患者，用于检测睫状体。此外，UBM 在睫状体萎缩的检测中起着至关重要的作用(图 1.4)。

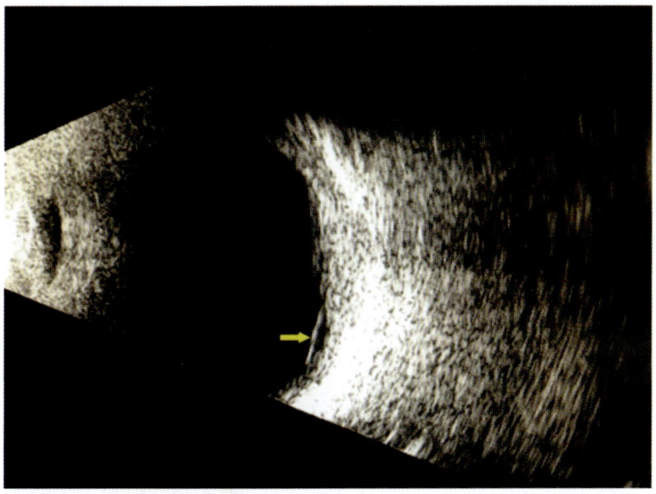

图 1.3　一例糖尿病性黄斑病变患者的眼后节高分辨率 B 超显示黄斑水肿(黄色箭头所示)。

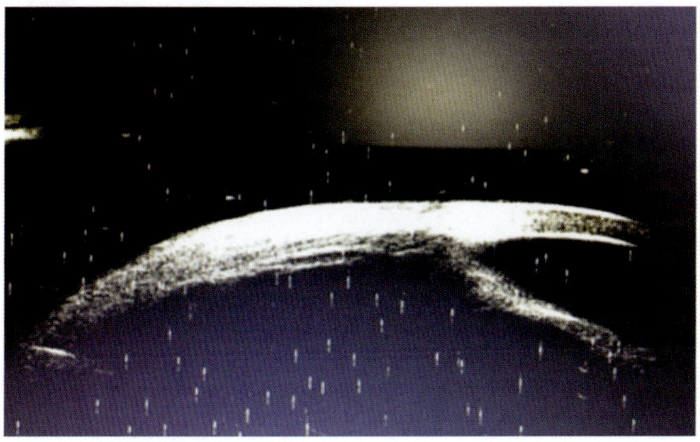

图 1.4　一例慢性葡萄膜炎患者的超声生物显微镜检查显示有明显的睫状体萎缩。

1.4 结论

随着仪器、换能器、探头、信号处理软件和计算机程序的不断进步,眼科超声检查领域也在不断发展和完善。高分辨率和超快平面波系统的引入为眼部成像开辟了新的途径,包括血流和眼容量的测量。随着眼部超声检查的不断发展,我们将提高对各种眼科疾病的机制和临床管理的认识。

参考文献

1. Thijssen JM. The history of ultrasound techniques in ophthalmology. Ultrasound Med Biol. 1993;19:599–618.
2. Mundt G, Hughes W. Ultrasonics in ocular diagnosis. Am J Ophthalmol. 1956;41:488–98.
3. Oksala A, Lehtinen A. Diagnostic value of ultrasonics in ophthalmology. Ophthalmologica. 1957;134:387–95.
4. Yamamoto Y, Namiki R, Baba M, Kato M. A study of the measurement of ocular axial length by ultrasound echography. Acta Soc Ophthalmol Jpn. 1960;64:1333–41.
5. Araki M. Studies on reflective elements of the human eye by ultrasonic waves: accuracy of the measurement of ocular axial length by ultrasonic echography. J Clin Pathol. 1961;15:111–9.
6. Jansson F. Measurement of intraocular distances by ultrasound and comparison between optical and ultrasonic determination of the depth of the anterior chamber. Acta Ophthalmol. 1963;41:25–61.
7. Weinstein GW, Baum G, Binkhorst R, Troutman R. A comparison of ultrasonographic and optical methods for determining the axial length of the aphakic eye. Am J Ophthalmol. 1966;62:1194–201.
8. Lizzi FL, Coleman DJ. History of ophthalmic ultrasound. J Ultrasound Med. 2004;23:1255–66.
9. Penner R, Passmore JW. Magnetic vs nonmagnetic intraocular foreign bodies: an ultrasonic determination. Arch Ophthalmol. 1966;76:676–7.
10. Cowden JW, Runyan TE. Localization of intraocular foreign bodies: further experiences in ultrasonic vs radiologic methods. Arch Ophthalmol. 1969;82:299–301.
11. Ossoinig K. Clinical echo-ophthalmology. In: Blodi FC, editor. Current concepts in ophthalmology, vol. III. St Louis: CV Mosby Co; 1972. p. 101–30.
12. Baum G, Greenwood I. The application of ultrasonic locating techniques to ophthalmology, part I: reflective properties. Am J Ophthalmol. 1958;46:319–29.
13. Purnell EW. Ultrasound in ophthalmological diagnosis. In: Grossman C, Homes JH, Joyner C, Purnell EW, editors. Diagnostic ultrasound. New York: Plenum Press; 1966. p. 95–109.
14. Holasek E, Sokollu A. Direct contact, hand-held, diagnostic B-scanner. In: Proceedings of the IEEE Ultrasonic Symposium. Piscataway: Institute of Electrical and Electronics Engineers; 1972. p. 38–43.
15. Coleman DJ, Konig WF, Katz L. A hand-operated, ultrasound scan system for ophthalmic evaluation. Am J Ophthalmol. 1969;68:256–63.
16. McLeod D, Restori M. Ultrasound examination in severe diabetic eye disease. Br J Ophthalmol. 1979;63:533–8.
17. Bronson NR. Development of a simple B-scan ultrasonoscope. Trans Am Ophthalmol Soc. 1972;70:365–408.
18. Thijssen JM, Byers AL, Cloostermans MJ. Computers assisted echography: statistical analysis of A-mode video echograms obtained by tissue sampling. Med Biol Eng Comput. 1981;9:437–42.
19. Pavlin CJ, Sherar MD, Foster FS. Subsurface ultrasound microscopic imaging of the intact eye. Ophthalmology. 1990;97:244–50.
20. Coleman DJ, Silverman RH, Rondeau MJ, Lizzi FL. New perspectives: 3-D volume rendering of ocular tumors. Acta Ophthalmol Suppl. 1992;204:22.
21. Fisher Y, Hanutsaha P, Tong S, Fenster A, Mazarin G, Mandava N. Three-dimensional ophthalmic contact B-scan ultrasonography of the posterior segment. Retina. 1998;18:251–6.

22. Lieb WE. Color Doppler imaging of the eye and orbit. Radiol Clin N Am. 1998;36:1059–71.
23. Lizzi FL, Astor M, Liu T, Deng C, Coleman DJ, Silverman RH. Ultrasonic spectrum analysis for tissue assays and therapy evaluation. Int J Imaging Syst Technol. 1997;8:3–10.
24. Ferrara KW, Ostromogilsky M, Rosenberg S, Sokil-Melgar J. Parameter mapping for the detection of disturbed blood flow. Ultrasound Med Biol. 1995;21:517–25.
25. Silverman RH, Kruse DE, Coleman DJ, Ferrara KW. High-resolution ultrasonic imaging of blood flow in the anterior segment of the eye. Invest Ophthalmol Vis Sci. 1999;40:1373–81.
26. Lizzi FL, Coleman DG, Driller J, Ostromogilsky M. Thermal model of ultrasound treatment of glaucoma. Ultrasound Med Biol. 1984;7:245–52.
27. Lizzi FL, Ostromogilsky M. Analytical modeling of ultrasonically induced tissue heating. Ultrasound Med Biol. 1987;13:607–18.
28. Lizzi FL, Driller J, Lunzer B, Kalisz A, Coleman DJ. Computer model of ultrasonic hyperthermia and ablation for ocular tumors using B-scan data. Ultrasound Med Biol. 1992;13:59–73.
29. De Gregorio A, Pedrotti E, Stevan G, Montali M, Morselli S. Safety and efficacy of multiple cyclocoagulation of ciliary bodies by high-intensity focused ultrasound in patients with glaucoma. Graefes Arch Clin Exp Ophthalmol. 2017;255:2429–35.
30. Panda PK. Review: environmental friendly lead-free piezoelectric materials. J Mater Sci. 2009;44:5049–62.
31. Silverman RH. Focused ultrasound in ophthalmology. Clin Ophthalmol. 2016;10:1865–75.

第 2 章

临床眼球解剖

Maram A. Elsayed, Igor Kozak

2.1 横断面的眼部解剖

眼眶是一个嵌入面部骨架的金字塔状骨腔，眼球位于眼眶内，被脂肪包裹，由 Tenon 囊分隔。它的连接包括前部的角膜巩膜交界和后部的视神经。Tenon 囊被眼外肌的肌腱穿透。眼球本身由 3 层结构组成：最外层的后部是坚韧、纤维状、不透明的巩膜，前部是透明的角膜；中间的血管层为葡萄膜；内层为视网膜。眼球从形态上可以分为前节和后节，分别位于晶状体的前方和后方。后节主要由玻璃体占据。

2.2 眼前节

在超声检查中，角膜是最表浅的结构，在图像中呈现为细线状回声，周边厚度为 1mm，中央厚度为 0.55mm。角膜由 5 个层次组成：上皮层、Bowman 膜、基质层、Descemet 膜和内皮层。

以矢状和横断方式扫描，可以观察到角膜与虹膜和睫状体侧缘相接的清晰边缘。前房是一个易于压缩的无回声区域，位于角膜和虹膜、睫状体及睫状突之间。正常虹膜富含黑色素，使其具有高反射特性，这在先天性异常、葡萄膜肿瘤、创伤及青光眼的检查方面具有特殊意义。

由于晶状体细胞的均匀性，晶状体在超声中呈现为无回声结构，具有薄的、有回声的前后囊膜。睫状体在晶状体两侧呈现为低回声线。由于晶状体混浊，白内障表现为晶状体的回声不均匀，这些晶状体内回声的位置提示了白内障的类型。

2.3 眼后节：玻璃体

眼后节主要由透明的胶质状玻璃体占据，其体积约为 4mL，占眼球体积的 80%，位于晶状体和视网膜之间。在正视眼中，其轴长约为 16.5mm。睫状体的平坦部和视网膜的内界膜通过浓缩的胶原纤维以不同的程度黏附在玻璃体上。玻璃体由稀疏的胶原纤维网和交替排列的长链透明质酸分子组成。在人类的玻璃体中，透明质酸在出生后首次出现，主要由透明质酸细胞合成。胶原纤维提供了一种固体结构，由亲水性透明质酸填充。单个玻璃体胶原纤维以 3 个 α 链的三重螺旋形式组织。玻璃体主要由胶原Ⅱ型组成，胶原Ⅴ型、Ⅺ型和Ⅸ型占总玻璃体胶原的 25%。玻璃体皮质中的胶原纤维与视网膜表面平行和垂直排列。相比之下，因为核心玻璃体的透明质酸细胞和胶原纤维较少，所以更液态、更具流动性。

由于一些玻璃体结构组分是由视网膜 Müller 细胞合成的，因此在胚胎发育期间，玻璃体的生物合成取决于正常的视网膜发育。透明的凝胶状物质，即“次生玻璃体”，仅出现在正常发育的视网膜上方。因此，在早产儿视网膜病变、家族性渗出性玻璃体视网膜病变和其他发育异常中，周边眼底未发育视网膜上可见黏稠液体覆盖。

正常、透明的玻璃体在 B 型扫描上呈现为黑色或声学上的空白，在 A 超上则呈现为平坦的基线。通过指导患者向特定方向转动眼睛，可以评估玻璃体凝胶的流动性。

由于玻璃体混浊在声学上无法区分，因此临床病史对于区分它们至关重要。玻璃体混浊具有多种病因,如感染、炎症、中枢神经系统淋巴瘤、衰老和积血。这些病理变化的程度和密度可以通过超声进行连续监测。在玻璃体切割术后的眼中,混浊物的移动性可能比预期更大,因为平衡盐水的密度较玻璃体凝胶小。当减小超声增益时,玻璃体混浊往往会消失。有趣的是,星状玻璃体变性的信号是一种特殊情况,它们保持分散和高度反射,并且在这种情况下自由移动。

随着年龄的增长,玻璃体发生了重要的流变学、生化和结构上的变化,玻璃体液化、凝缩和脱离。这些变化在糖尿病患者中早期发生,因为他们的玻璃体中葡萄糖水平升高,导致玻璃体胶原中非酶促糖基化产物增加。在眼球运动时,脱离的后节玻璃体具有特有的波动运动。当它完全脱离时,可以在所有象限看到一片连续的膜。当玻璃体的坚固的视盘附着点脱离时,它会以部分或完全的环状悬浮在玻璃体中,称为Weiss环。在糖尿病性视网膜病变的情况下(较少发生在眼内炎症中),后玻璃体的多层可以分离(称为玻璃体裂解),在超声中呈现为多个膜。

在B型扫描难以区分的情况下,A型扫描可以显示出脱离的视网膜比玻璃体后界膜或玻璃体更厚,并具有最高信号。在运动扫描中观察到的视网膜移动可以提示新近视网膜脱离(液体移动)或陈旧性(僵硬)脱离。玻璃体后界膜可能难以与视网膜脱离区分,追踪这些膜与球壁的连接点有助于区分。位于锯齿缘前面的连接点表明是玻璃体后界膜,甚至可能是脉络膜脱离,但脉络膜脱离在A型扫描中呈现特征性的双峰状、高反射尖峰。

2.4 视网膜

在无回声的玻璃体之后,眼球的后壁,包括视网膜、脉络膜和巩膜,呈现为一个凹陷的线状回声,在视盘处中断。眼球最内层是视网膜,大约厚度为0.5mm,总面积约为1100mm^2。视网膜的两个重要部位是视盘(中央视网膜动脉和静脉穿过的部位)和黄斑(视网膜最薄的部分)。视网膜最牢固的附着点在视盘和锯齿缘处,即视网膜最前部,从视神经到虹膜平面的大约3/4的距离。眼内压使视网膜保持在原位。视网膜包括一个包含光感受器、神经元和与两种细胞类型相连接的多个中间神经元的神经上皮层,以及附着在脉络膜上的视网膜色素上皮层。在神经上皮层和色素上皮层之间存在一个潜在的间隙。在视网膜脱离中,神经上皮层与下面的色素上皮分离,这个间隙充满液体。视网膜的径向截面扫描显示,神经纤维层为最内层,光感受器为最外层,靠近色素上皮和脉络膜。

视网膜内部的2/3有丰富的血液供应,来自中央视网膜动脉,在彩色多普勒超声中清晰可见,附近的睫状后短动脉也可以看到,它们供养脉络膜和视盘。眼动脉和眼静脉也可以在眼眶后脂肪处看到。中央视网膜动脉阻塞的病例在超声中描述为眼眶后部的高回声点,并通过彩色多普勒显示缺乏动脉流动来确认。

超声的最重要用途之一是排除视网膜脱离。B型扫描提供了对脱离的形态分析,还包括其位置、延展和移动程度。A型扫描通过产生的最大高度(100%)尖峰来确认诊断。视网膜裂孔的A型扫描表现也呈最大高度的尖峰,但由于裂孔尺寸较小且位于外周(最常位于颞上或鼻上),有时很难显示。视网膜裂孔在B型扫描呈高反射的隆起组织的团块。

牵拉性视网膜脱离是由玻璃体膜、带或后玻璃体表面黏附并牵拉到视网膜区域引起的,可以使用B型扫描纵向探头在所有方位上探测这些情况。

视网膜裂孔是神经上皮层的分裂,形成一个凸面的结构,类似于神经上皮层的脱离。与视网膜脱离不同,用探头在裂孔区域施加压力不会使其坍塌,因为裂孔内压力高于玻璃体压力。视网膜色素上皮脱离在B型扫描上也呈圆顶形状,并产生最大高度、细长的尖峰,但它们通常是单侧的,并位于赤道后方,而视网膜裂孔通常位于眼底的颞下部。

2.5 脉络膜

葡萄膜是位于视网膜和巩膜之间的色素性结构,构成了眼球的血管部分。脉络膜的血流非常充足,静脉的氧浓度仅比动脉低几个百分点。脉络膜通过4~7条涡状静脉回流。脉络膜供应外层视网膜和部分视神经。

脉络膜位于视网膜和巩膜之间,从前方的巩膜突一直延伸到后方的视神经,在超声中,比视网膜更厚。在A型扫描上,脉络膜表现为一个高反射的尖峰(代表玻璃体视网膜界面)和另一个稍微低反射的尖峰(代表视网膜脉络膜界面)。脉络膜脱离的特征形状是位于赤道附近的涡状静脉的巩膜附着，平滑、固定、圆顶状，不插入视盘。

脉络膜由血管、黑色素细胞和能够吸收液体并增厚的细小结缔组织组成。脉络膜增厚有助于一部分全身性疾病的诊断。高反射的增厚与真性小眼球、脉络膜渗出和萎缩有关，低反射的增厚常见于浸润性疾病，如 Vogt-Koyanagi-Harada 综合征、交感性眼炎、淋巴瘤和淋巴组织增生。

由于脉络膜与上方的巩膜密切相邻，因此脉络膜上腔是潜在的。在病理状态下，液体可能积聚，使脉络膜脱离其正常位置。浆液性脉络膜脱离是由于血清渗入脉络膜上腔，可能是由透壁压力增加（最常由于任何病因或创伤引起的低眼压）或血清渗漏引起的，最常见的原因是炎症。出血性脉络膜脱离是由于脉络膜血管破裂而导致脉络膜上腔内出血。周边部脉络膜脱离可能涉及前方的睫状体，导致睫状脉络膜脱离。睫状脉络膜脱离可以在各种病理情况下发生，最常见于内眼手术后，尤其是低眼压与术后炎症共存时。脉络膜脱离产生一个最大高度（100%）的尖峰，比视网膜脱离的尖峰更厚，当没有上覆视网膜脱离时，它通常是双峰的。

2.6 睫状体

睫状体是一个环形的增厚部分，包含睫状肌（在解剖学上有 3 个肌肉群）、血管和纤维结缔组织。内面睫状上皮上的褶皱称为睫状突，它们将房水分泌到后房，房水再通过瞳孔流入前房。睫状体通过被称为悬韧带的结缔组织与晶状体相连接。

睫状体将脉络膜与虹膜连接起来。睫状体的前部称为睫状冠，由大约 70 个呈辐射状排列的睫状突组成，包括内层的色素上皮（形成血-房水屏障）和外层的无色素上皮（分泌房水），以及被这两层上皮包围的血管化的基质核心。

在睫状冠和锯齿缘之间是睫状体的后部，称为平坦部，扁平，长 4mm。与睫状冠类似，它被内层的色素上皮层包围（与视网膜色素上皮相连），外层是无色素上皮层。平坦部负责表达一些玻璃体大分子。在葡萄膜炎病例可以通过超声来观察平坦部的雪堤、睫状体表面渗出和睫状体膜。

超声在评估睫状体病变、伴有睫状体延伸的葡萄膜肿瘤，或由眼外伤或眼压过低导致的睫状体与巩膜分离时特别有价值。由于睫状体位于光学不透明的虹膜和巩膜的后方，因此裂隙灯检查、巩膜镜检查、间接检眼镜检查和透照可能无法揭示虹膜和睫状体基质内肿瘤的全部范围。

2.7 虹膜

虹膜是一个位于晶状体前面的可收缩隔膜，瞳孔位于中心的下内侧边缘。虹膜主要由血管基质、黑色素细胞、神经、团块细胞、胶原蛋白和透明质酸酶敏感的酸性黏多糖组成。

2.8 巩膜

巩膜是一种不透明、有弹性、无血管的结构，由密集、不规则的胶原纤维束构成。它从晶状体边缘开始，在后部的视神经管处结束。它在靠近视神经的地方最厚（约 1.0mm），在眼外肌附着点最薄（约 0.3mm）。眼外肌在其附着点处的肌腱的厚度为 0.3mm，这意味着此处巩膜的总厚度达到 0.6mm。巩膜越靠近角膜越厚，在角膜缘处为 0.8mm。巩膜的主要功能是保护眼睛的脆弱结构并维持其形状。超声对于评估潜在的巩膜破裂，以及在真性小眼球、眼压过低、眼球萎缩和巩膜炎中发生的巩膜增厚有优势。此外，近视者可能有巩膜局部变薄，这可能导致巩膜葡萄肿。

2.9 视盘

视神经包括大约 120 万个神经节细胞轴突，这些轴突在外侧膝状核中形成突触，最终投射到 8 个主要的视觉核。尽管视神经由 4 个部分组成（眼内、眶内、管内和颅内段），但超声仅能可视化眶内部分的 2/3。视神经位于一层硬脑膜鞘内，直接与蛛网膜下腔相通。在鞘内有中央视网膜动脉和静脉。由于视神经是均质的结构，它在巩膜区域开始，向后和向内延伸，呈现为低回声区域，被高回声的眼眶组织包围。在横截面上，眼后神经是一个圆形、相对低反射的结构。

正常的视神经鞘宽度为 2.3~3.3mm。如果神经在第一眼位测量时比正常大，30°测试可以确定这种厚度是由于蛛网膜下腔内的液体，还是由于实质浸润或视神经鞘增厚。当颅内压升高时，神经鞘膨胀，最终视盘凸入玻璃体。研究表明，颅内压升高（超过 20mmHg，1mmHg=0.133kPa）与视神经鞘直径>5.7mm 存在关联，该直径在视网膜后 3mm 处测量。在假性视乳头水肿的诊断中，视神经超声的敏感性和阴性预测值均为 100%。

如果屈光介质混浊阻止了对视盘的评估，超声可以检测到视盘的轮廓（包括视杯大小）。

2.10 眼眶和眼外肌

除了眼后视神经，超声还可以用来检查眼眶结构。正常的眼眶软组织在 A 型扫描和 B 型扫描上呈强回声，并且具有高反射性。B 型扫描可以将眼外肌从其在眼球处的插入位置向更靠后的肌腹进行地形图绘制。由于肌肉纤维是均匀的，与周围的眼眶组织相比，它们呈低回声。在 A 型扫描上，眼外肌呈现为高反射眼眶脂肪中的低反射区，其厚度可以测量。这种测量对于导致肌肉增粗的疾病，如甲状腺相关性眼病、眼外肌炎症、动静脉畸形、颈内动脉海绵窦瘘和肿块等疾病的诊断非常重要。

参考文献

1. American Academy of Ophthalmology. Fundamentals and principles of ophthalmology. Basic and clinical science course, Section 2. San Francisco: American Academy of Ophthalmology; 2015–2016.
2. Byrne SF. Standardized echography of the eye and orbit. Neuroradiology. 1986;28:618–40.
3. Byrne SF, Green RL. Ultrasound of the eye and orbit. St Louis: Mosby Year Book; 1992.
4. Kendall CJ, Prager TC, Cheng H, Gombos D, Tang RA, Schiffman JS. Diagnostic ophthalmic ultrasound for radiologists. Neuroimaging Clin N Am. 2015;25:327–65.
5. Schachat A, Wilkinson CP, Hinton DR, Sadda SR, Wiedemann P. Ryan's retina. 6th ed. Amsterdam: Elsevier; 2018.
6. Sebag J. The vitreous: structure, function, and pathobiology. New York: Springer; 1989.
7. Singh AD, Hayden BC. Ophthalmic ultrasonography. Philadelphia: Elsevier Saunders; 2012.

第 3 章

玻璃体、视网膜、脉络膜

Abdulrahman H. Algaeed, Maram A. Elsayed, Igor Kozak

本章介绍眼科超声检查中最常见的玻璃体、视网膜和脉络膜病变，所呈现的图像包括玻璃体牵拉和积血，增生性糖尿病视网膜病变及其引起的视网膜脱离，硅油填充眼，以及脉络膜脱离（图 3.1 至图 3.39）。重点展示丰富的临床病例，以体现超声检查与临床病例间的相关性。

眼部超声检查不仅是一种优异的诊断方法，还可以协助制订手术方案。玻璃体切割术患者的术前超声评估至关重要，包括经过优化和标准化的 A 型扫描和 B 型扫描的组合。A 型扫描提供有关被检结构的定量和动力学特征的信息，B 型扫描显示了被检结构的形状和解剖关系[1,2]。

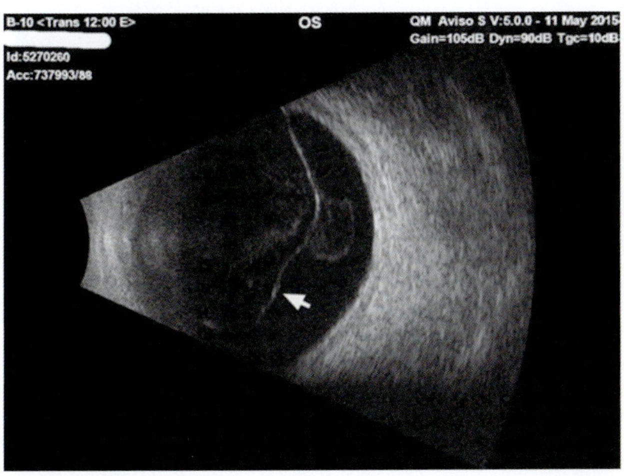

图 3.1 玻璃体后脱离。一例 13 岁的女性患者，既往有青光眼病史，3 天前遭受钝性外伤。视力为 1/200。上方横向 B 型扫描显示玻璃体后脱离（白色箭头所示），无明显的玻璃体混浊。

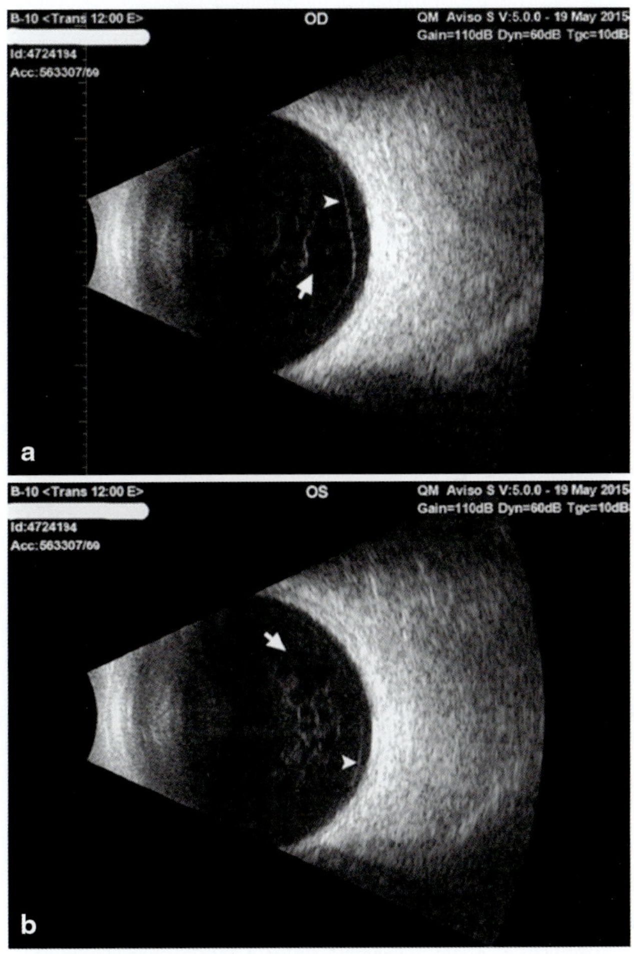

图 3.2 玻璃体后脱离。一例 62 岁的男性患者，有双眼人工晶状体植入史和飞蚊症病史。(a)右眼上方横向 B 型扫描显示玻璃体后脱离（白色三角所示），后皮质前囊伴部分玻璃体混浊（白色箭头所示）。(b)该患者左眼上方横向 B 型扫描显示玻璃体后浅脱离（白色三角所示），后皮质前囊伴部分玻璃体混浊（白色箭头所示）。

通常的扫描方法是先在总体 4 个象限中进行横向观察，逐渐从后向前延伸。以高增益评估玻璃体，然后以较低增益评估视网膜。高敏感性的高增益可以检测低反射回声，如玻璃体碎片和玻璃体后界膜。较低增益提高了对视网膜的分辨率，以较低增益进行的纵向扫描通常有助于检测和定位在横向扫描中发现的病理现象，同时可提供更多细节[3–5]。

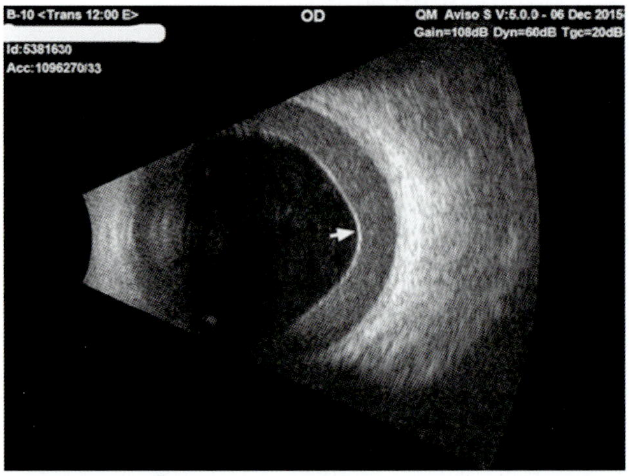

图 3.3 玻璃体下出血。一例 71 岁的男性患者，既往有糖尿病史，突发右眼视力下降，视力指数/1m。上方横向 B 型扫描显示玻璃体后脱离，伴玻璃体下出血（白色箭头所示）。患者被转诊进行手术治疗。

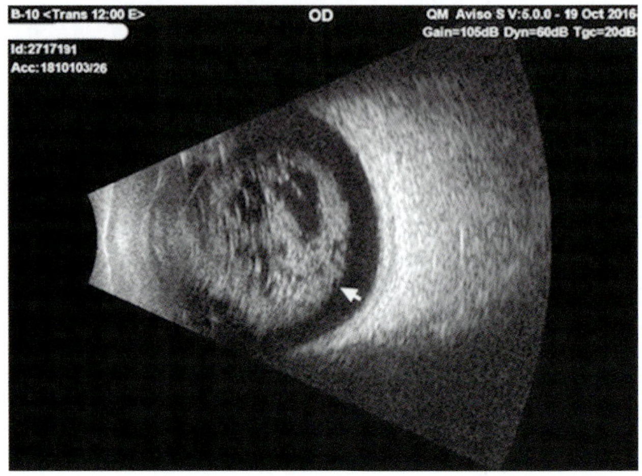

图 3.5 近视患者的致密性玻璃体积血。一例 74 岁的男性患者，既往有近视病史，右眼因玻璃体积血视网膜窥不清。视力为 20/400。上方横向 B 型扫描显示致密性玻璃体积血（白色箭头所示），但未见视网膜脱离。

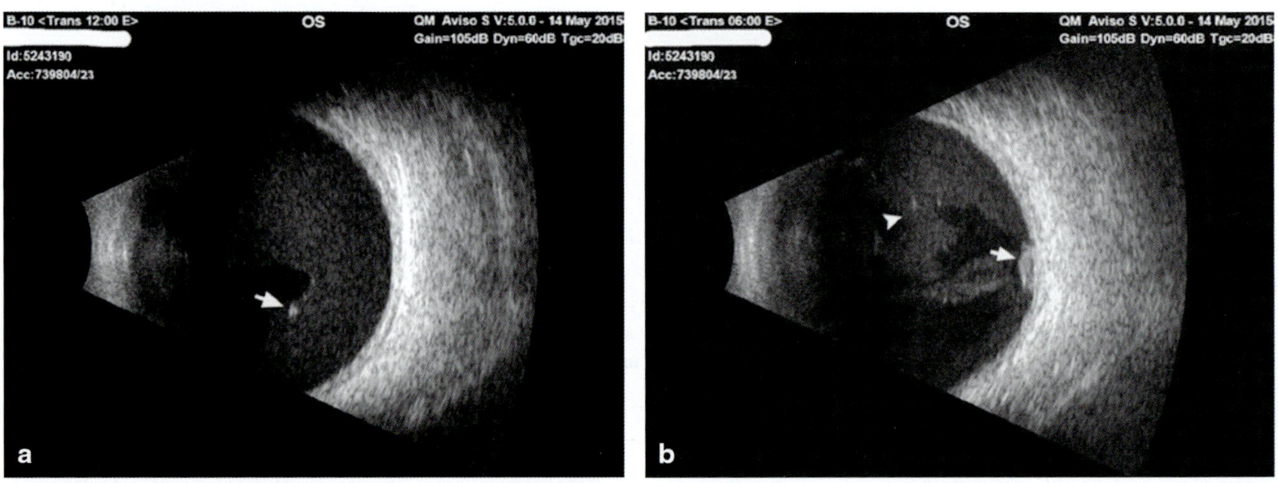

图 3.4 弥漫性糖尿病性玻璃体积血。一例 44 岁的女性患者，既往有 1 型糖尿病史，左眼视力下降至 20/400，否认外伤史。临床检查见玻璃体积血。(a)上方横向 B 型扫描显示弥漫性玻璃体积血伴血块（白色箭头所示），未见视网膜脱离。(b)同一只眼下方横向 B 型扫描显示弥漫性玻璃体积血（白色三角所示）伴视网膜前血块（白色箭头所示），未见视网膜脱离。

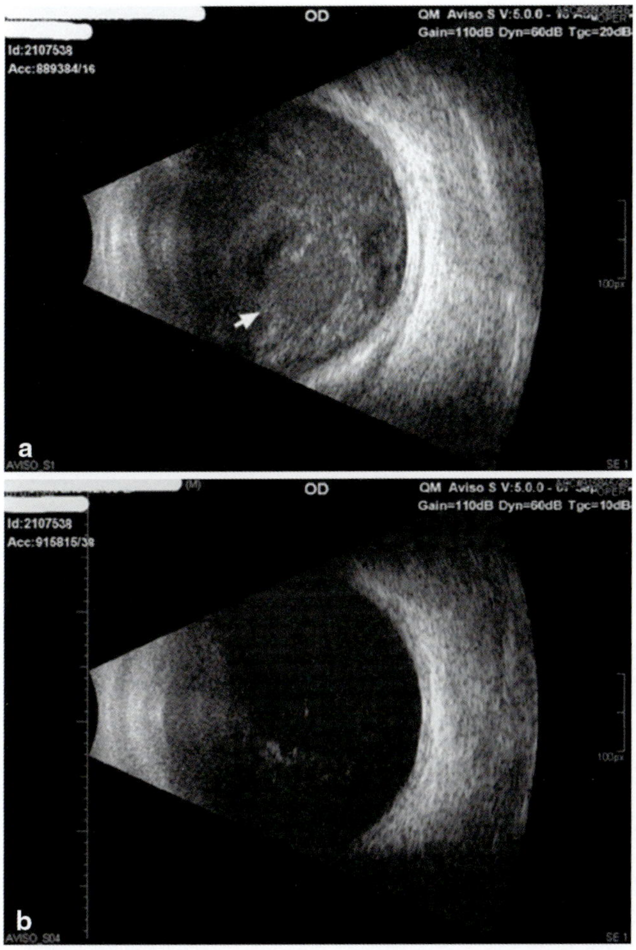

图 3.6 手术治疗玻璃体积血。一例 48 岁的男性患者，既往有糖尿病史，右眼因增生性糖尿病视网膜病变出现致密性玻璃体积血，视力为手动。(a)下方 B 型扫描显示致密性玻璃体积血(白色箭头所示)，未见视网膜脱离。(b)右眼行玻璃体切割术联合眼底激光光凝术。术后下方 B 型扫描显示玻璃腔清，无视网膜脱离。视力提高至 20/40。

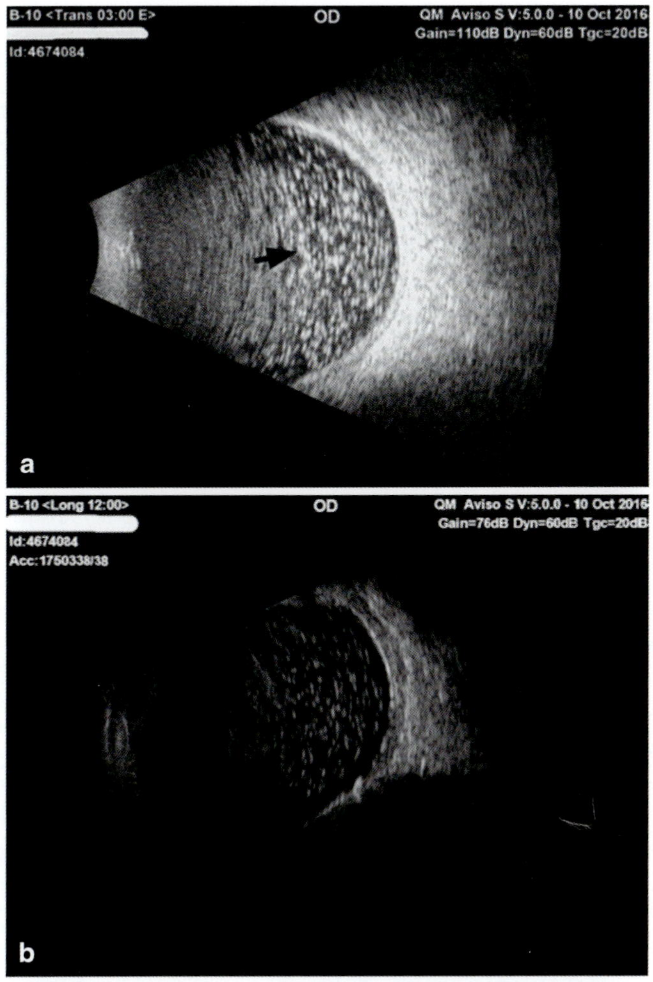

图 3.7 硅油填充眼。一例 33 岁的男性患者，视网膜脱离硅油填充术后。(a)颞侧横向 B 型扫描显示玻璃体腔内有乳化硅油(黑色箭头所示)；硅油下视网膜复位。(b)同一只眼上方纵向 B 型扫描较低增益下显示玻璃体腔内有乳化硅油，硅油下视网膜复位。

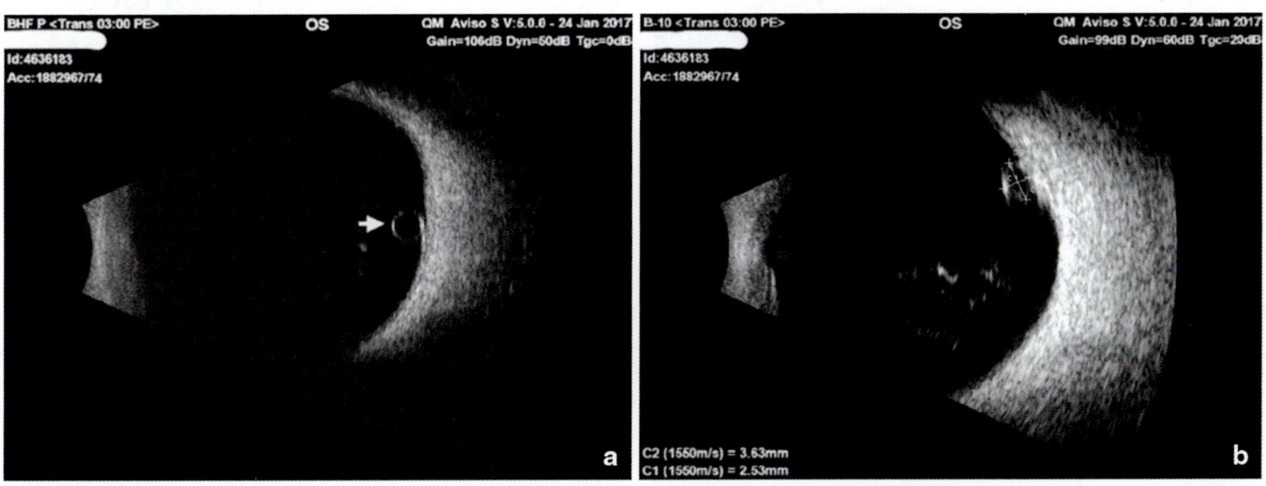

图 3.8 玻璃体囊肿。一例 23 岁的女性患者，主诉左眼前黑影飘动。临床检查显示玻璃体腔内有一可移动颗粒。(a)颞侧横向 B 型扫描证实玻璃体腔内小囊肿(白色箭头所示)。(b)使用 B 型扫描图像测量囊肿的尺寸，作为后续测量的基线数据。

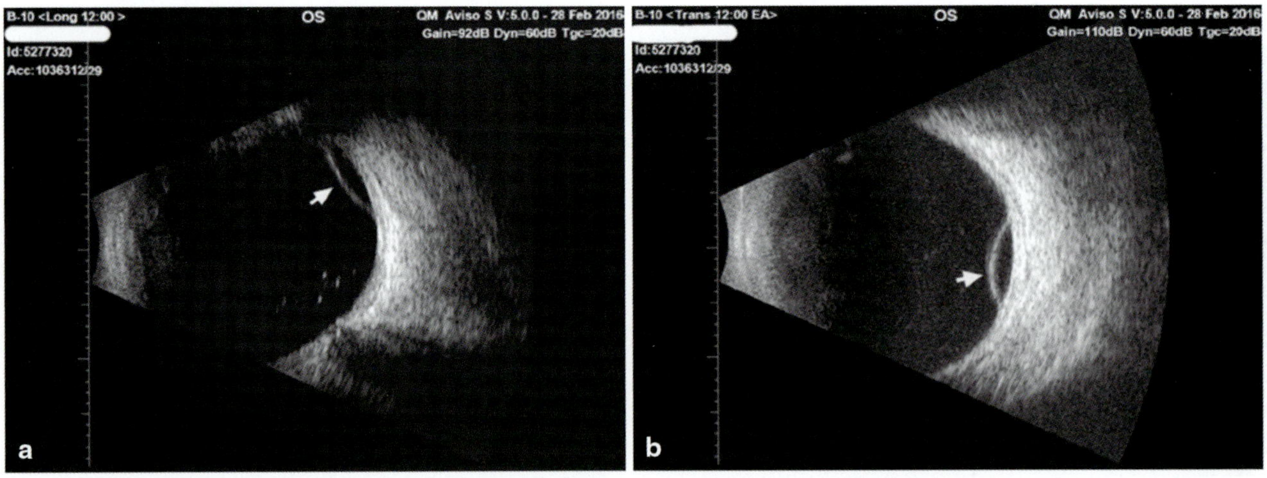

图 3.9 视网膜劈裂。一例 17 岁的男性患者,因左眼视网膜劈裂随访。临床检查显示视网膜劈裂。(a)上方纵向 B 型扫描证实有一个小的外周视网膜劈裂(白色箭头所示)。(b)同一只眼上方横向 B 型扫描显示小视网膜劈裂(白色箭头所示)。

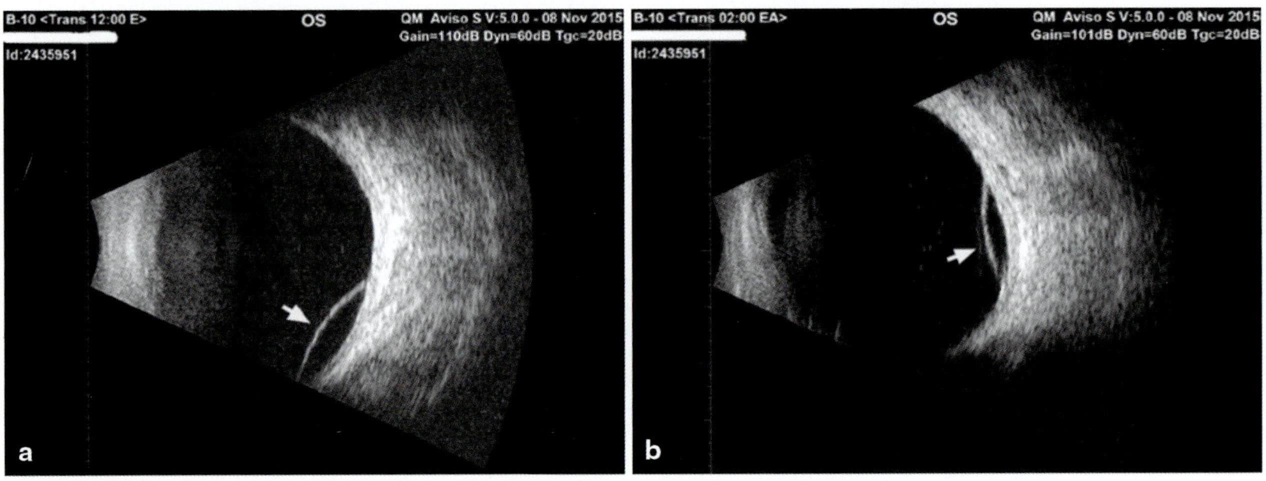

图 3.10 视网膜劈裂。一例 22 岁的女性患者,主诉左眼前阴影。临床检查显示视网膜劈裂。(a)赤道部上方横向 B 型扫描证实有小的外周视网膜劈裂(白色箭头所示)。(b)同一只眼赤道部前的上方横向 B 型扫描显示小视网膜劈裂(白色箭头所示)。

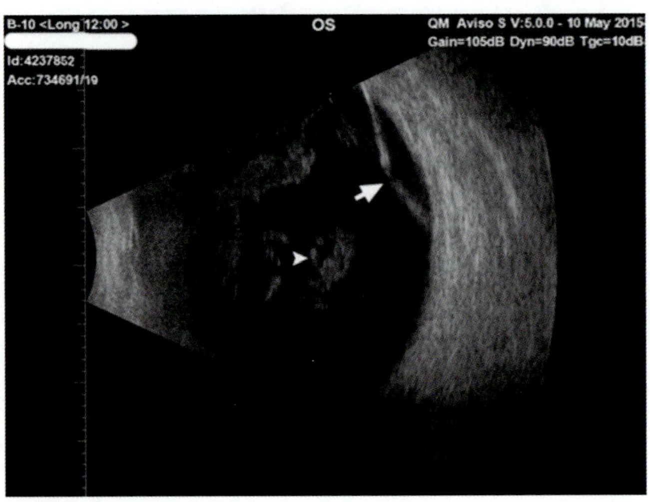

图 3.11 视网膜裂孔。一例 54 岁的男性患者,主诉左眼视力模糊伴黑影漂浮。临床检查显示有轻微玻璃体积血。上方纵向 B 型扫描显示视网膜裂孔伴视网膜下积液(白色箭头所示)和玻璃体积血(白色三角所示)。对患者视网膜裂孔处进行了冷冻治疗。

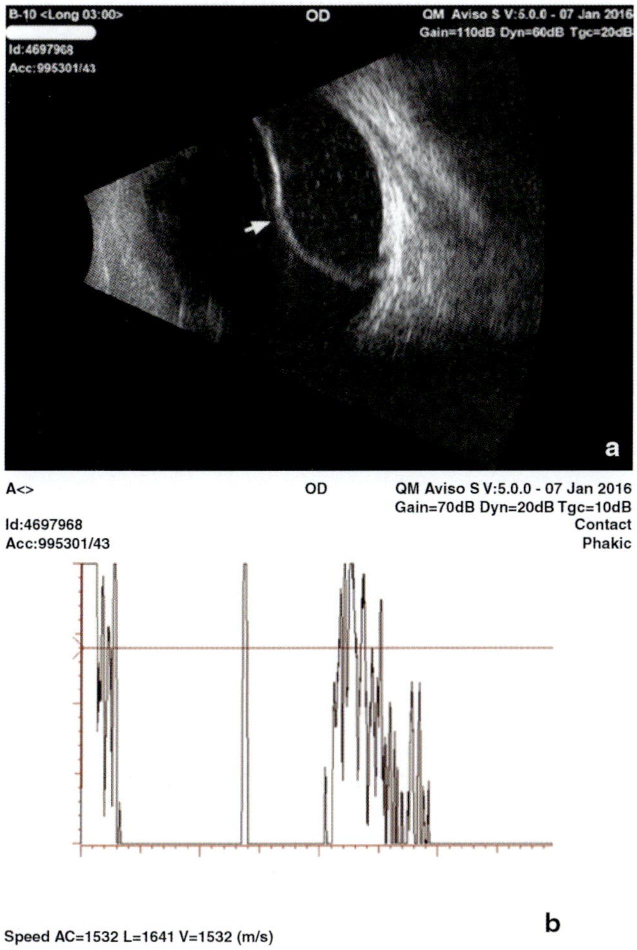

图 3.12　视网膜脱离。一例 55 岁的女性患者，右眼视力下降。散瞳后眼底检查显示一象限视网膜脱离。(a)赤道部鼻侧横向 B 型扫描显示后视网膜脱离(白色箭头所示)。(b)同一只眼的 A 型扫描显示视网膜脱离典型的高反射信号。

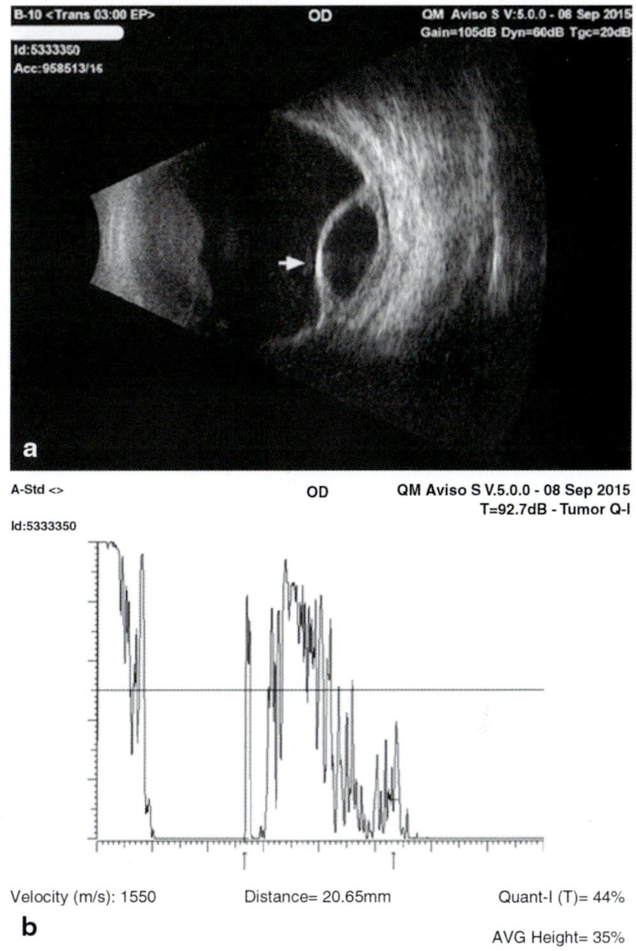

图 3.14　视网膜脱离。一例 68 岁的女性患者，有晶状体眼，右眼前阴影。临床检查显示大疱性移动性视网膜不全脱离。(a)鼻侧纵向 B 型扫描证实视网膜脱离(白色箭头所示)。(b)同一只眼的 A 型扫描显示典型视网膜脱离的高反射信号。

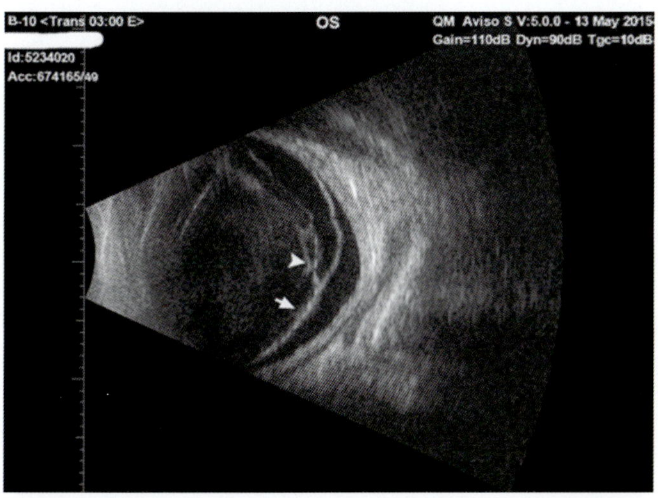

图 3.13　视网膜脱离。一例 55 岁的女性患者，有晶状体眼，右眼视力下降。散瞳后眼底检查显示一象限视网膜脱离。(a)赤道部鼻侧横向 B 型扫描显示后视网膜脱离(白色箭头所示)。(b)该眼的 A 型扫描显示视网膜脱离典型的高反射信号(白色三角所示)。

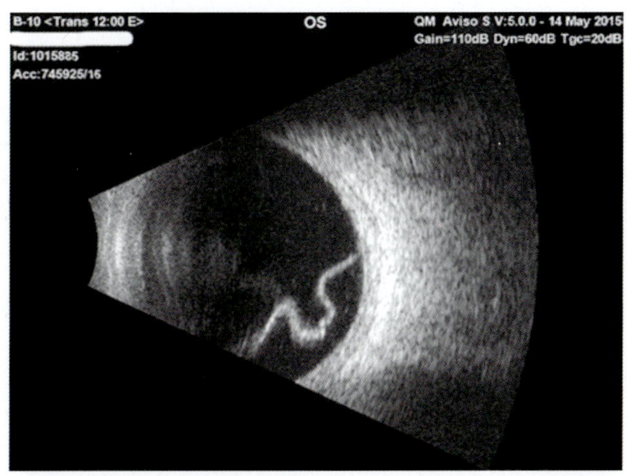

图 3.15　非创伤性锯齿缘离断。赤道部上方横向 B 型扫描显示非创伤性锯齿缘离断患者的波浪形视网膜。

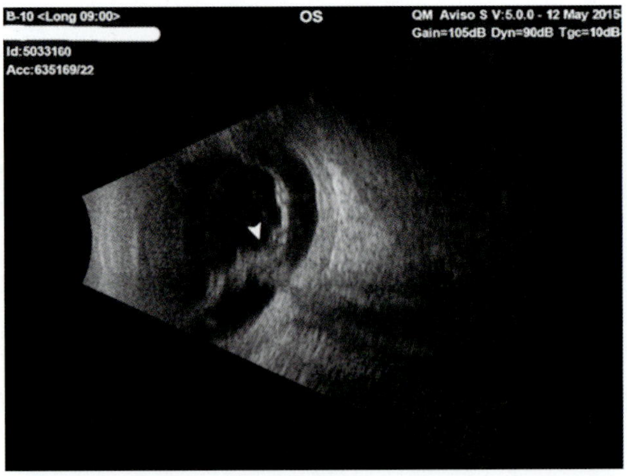

图 3.16 开放性漏斗状视网膜脱离。一例老年患者的左眼鼻侧纵向 B 型扫描显示广角开放性漏斗状视网膜脱离(白色三角所示)。

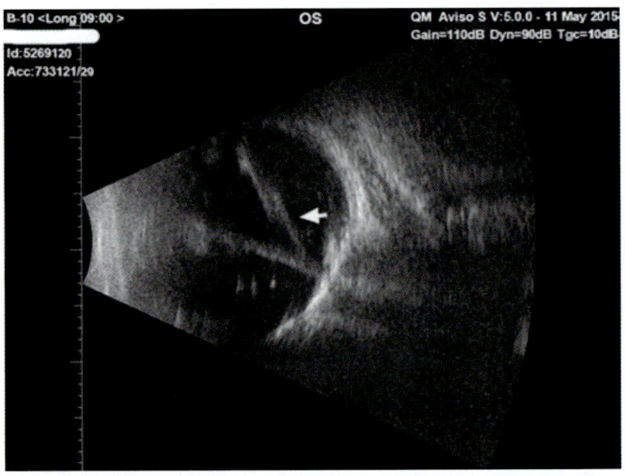

图 3.17 开放性漏斗状视网膜脱离。一例男性患者的左眼鼻侧纵向 B 型扫描显示窄角开放性漏斗状视网膜脱离(白色箭头所示)。

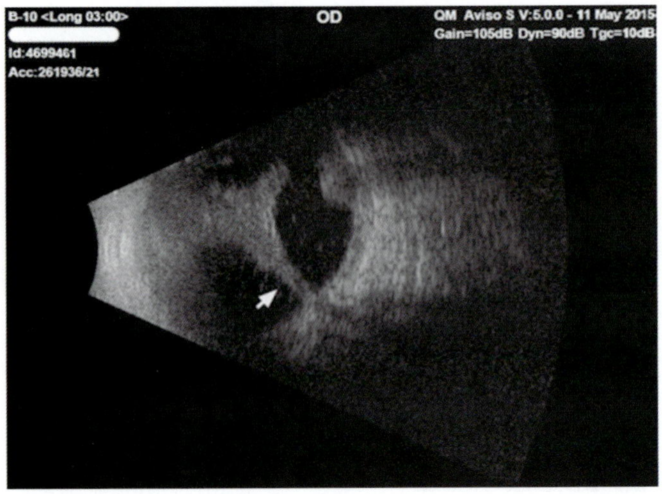

图 3.18 闭合性漏斗状视网膜脱离。一例有早产儿视网膜病变病史的年轻患者,右眼鼻侧纵向 B 型扫描显示闭合性漏斗状视网膜脱离(白色箭头所示)。

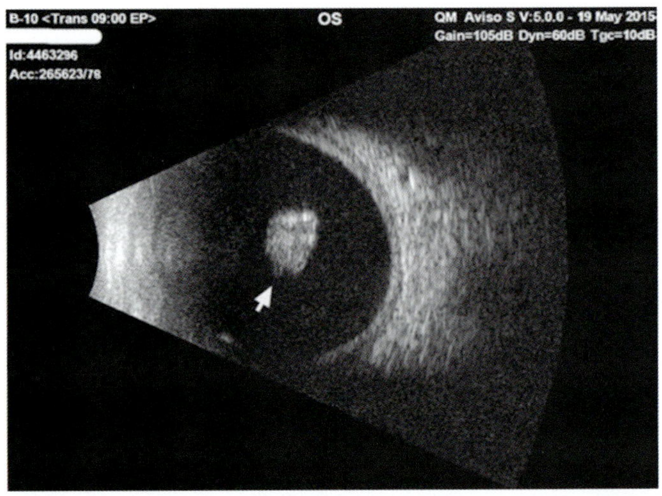

图 3.19 闭合性漏斗状视网膜脱离。一例有眼外伤史的患者,左眼鼻侧横向 B 型扫描显示赤道部闭合性漏斗状视网膜脱离(白色箭头所示)。

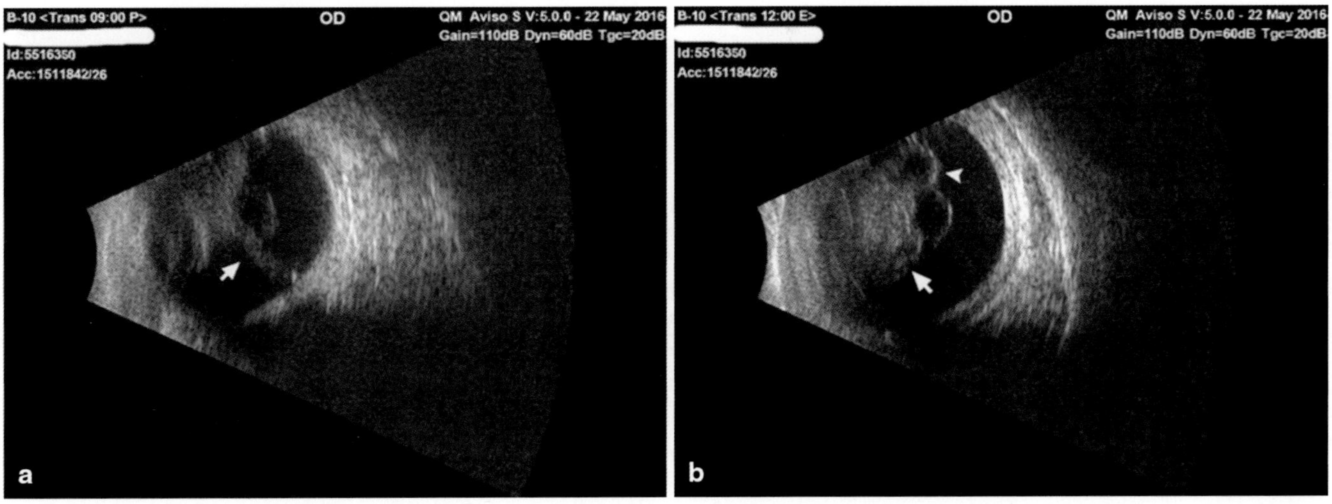

图 3.20　闭合性漏斗状视网膜脱离伴视网膜囊肿。一名 2 岁的婴儿，因先天性青光眼和长期视网膜脱离而多次手术。(a)右眼颞侧横向 B 型扫描显示闭合性漏斗状视网膜脱离(白色箭头所示)，无钙化。(b)同一只眼上方横向 B 型扫描显示闭合性漏斗状视网膜脱离(白色箭头所示)、视网膜内囊肿(白色箭头所示)，为慢性视网膜脱离的标志。

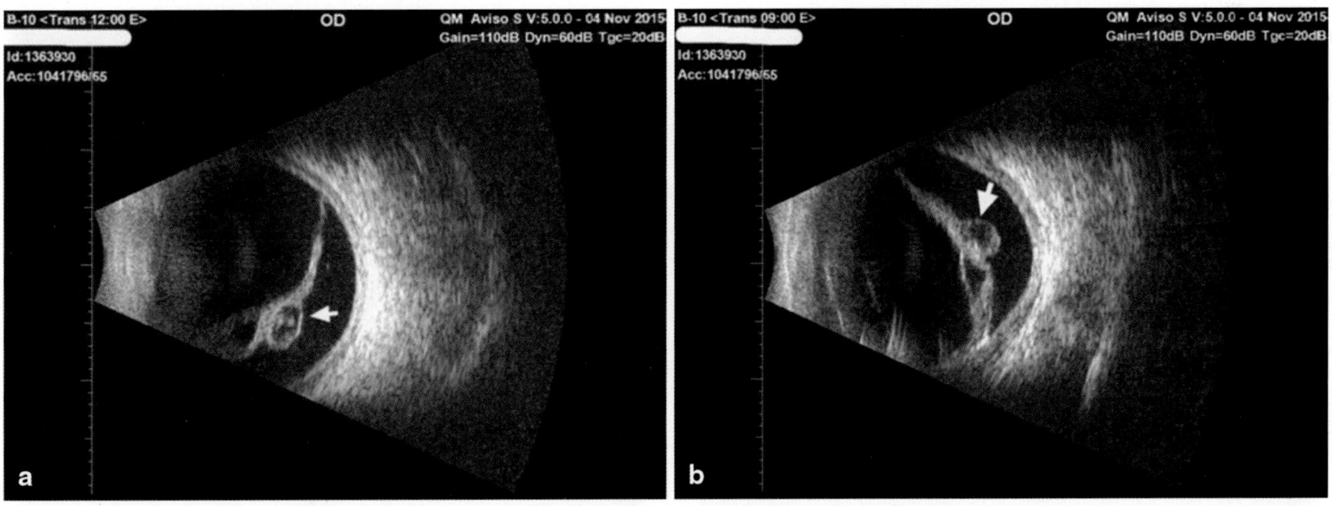

图 3.21　慢性视网膜脱离伴视网膜下囊肿。一例 22 岁的男性患者，右眼慢性视网膜脱离病史。(a)右眼上方横向 B 型扫描显示从视盘向上和颞侧延伸到前方的赤道部，从视盘向下延伸到后方的赤道部，并且几乎延伸到鼻侧的赤道部，形成一个 360°的玻璃体脱离视网膜下囊肿(白色箭头所示)，无钙化。视力光感。(b)同一只眼颞侧横向 B 型扫描显示视网膜脱离累及黄斑区和慢性视网膜下囊肿(白色箭头所示)，无钙化。

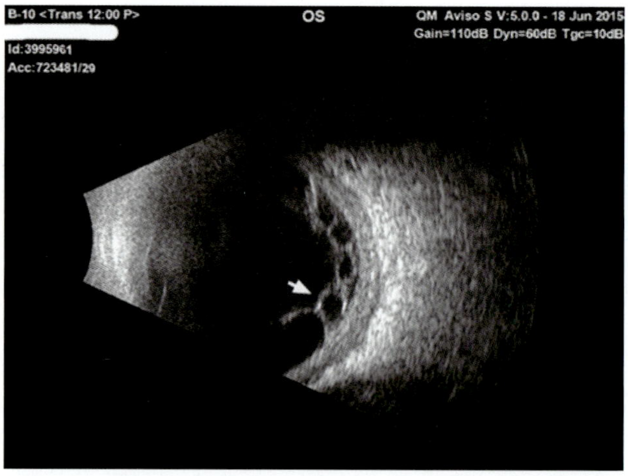

图 3.22　慢性视网膜囊肿。一例 65 岁的男性患者因左眼增生性玻璃体视网膜病变接受了多次视网膜手术。上方横向 B 型扫描显示多发性慢性视网膜囊肿(白色箭头所示)。视力手动。

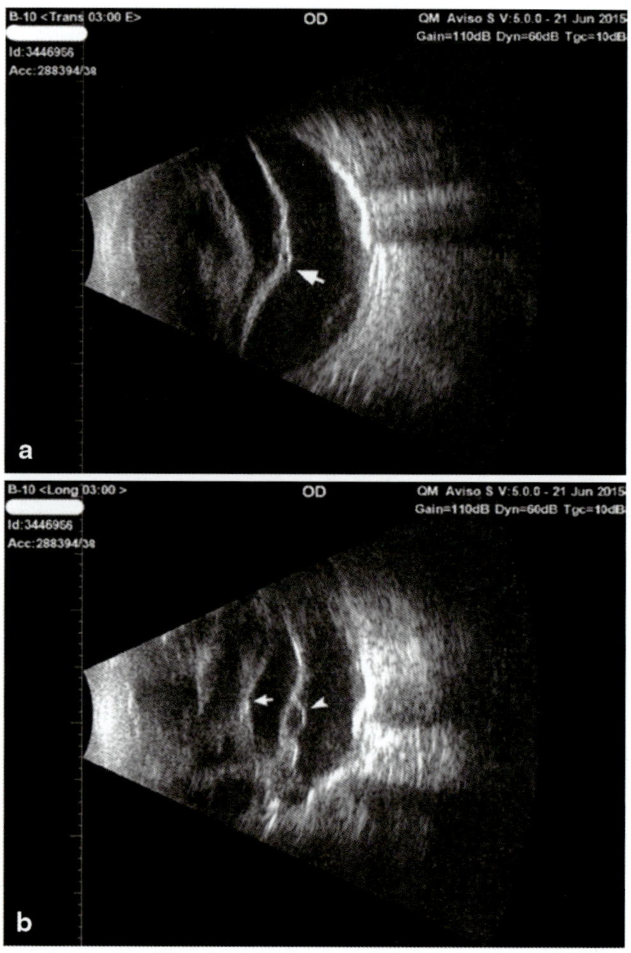

图 3.23　增生性玻璃体视网膜病变伴视网膜下囊肿。(a)右眼鼻侧横向 B 型扫描显示视网膜完全脱离(白色箭头所示)伴眼球壁钙化。视力光感。(b)同一只眼鼻侧纵向 B 型扫描显示多处视网膜前纤维膜(白色箭头所示)、视网膜内囊肿(白色三角所示)、眼球壁钙化,均为长期病变的征象。

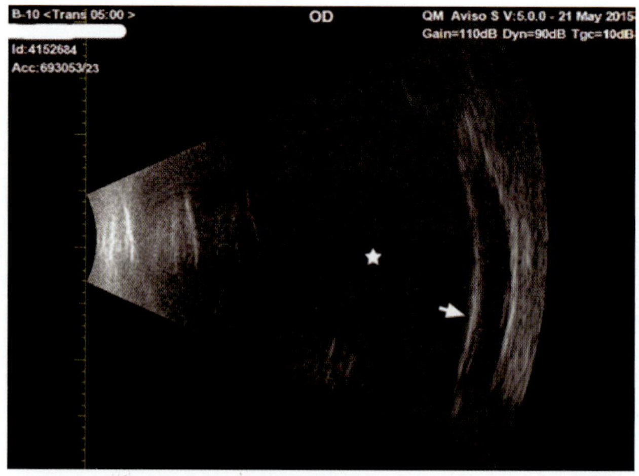

图 3.24　硅油填充眼的视网膜浅脱离。一例 33 岁的男性患者,因右眼增生性玻璃体视网膜病变接受了视网膜手术联合硅油填充。横向 B 型扫描显示视网膜浅脱离(白色箭头所示)、硅油填充眼(白色星号所示)。

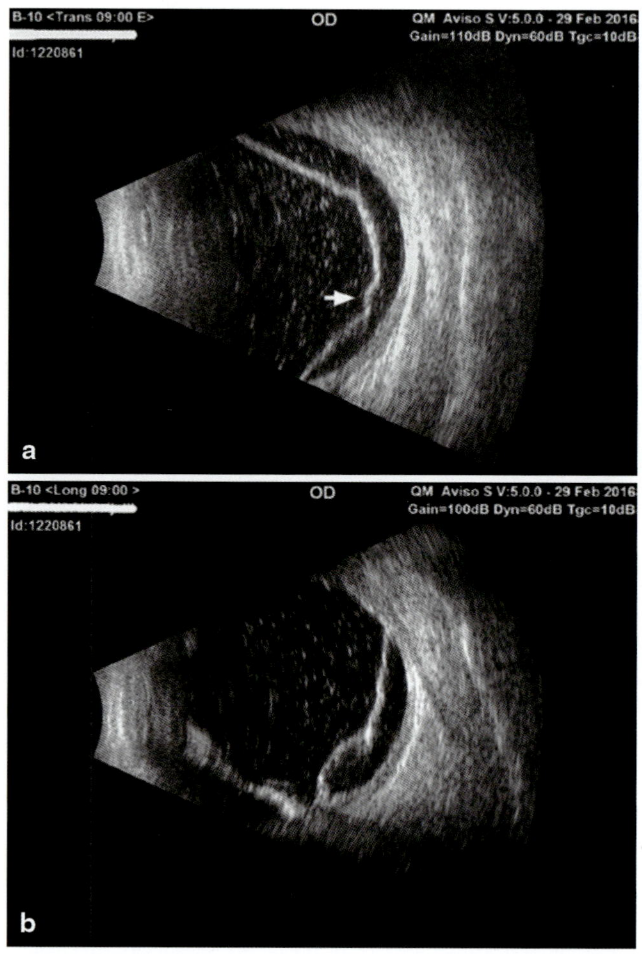

图 3.25　硅油取出后的视网膜再脱离。(a)右眼视网膜脱离复位术后取出硅油,赤道部横向 B 型扫描显示视网膜再脱离(白色箭头所示)和高回声硅油颗粒。(b)同一只眼的颞侧纵向 B 型扫描也显示视网膜再脱离和高回声硅油颗粒。

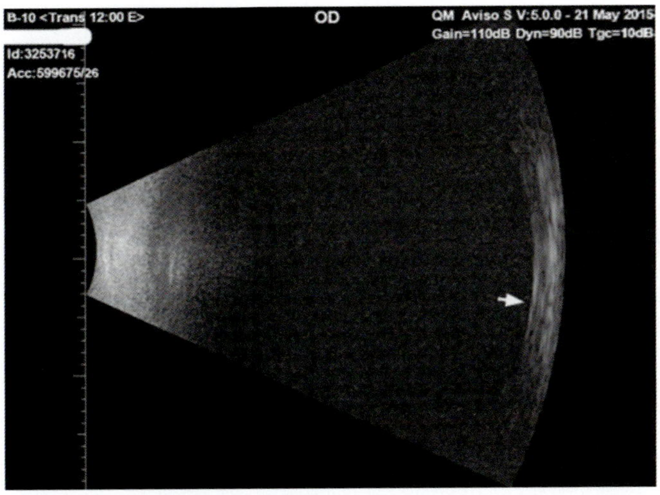

图 3.26 硅油填充眼视网膜平伏。一例视网膜脱离复位术后患者的右眼上方横向 B 型扫描显示硅油填充眼内视网膜平伏(白色箭头所示)。

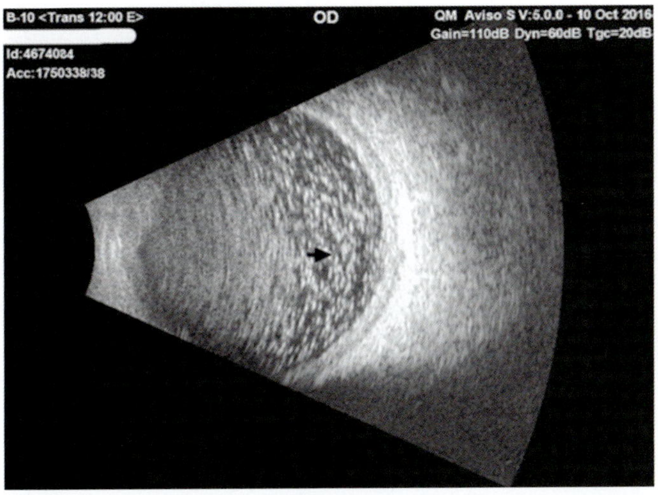

图 3.27 乳化硅油。一例视网膜脱离复位术后患者的右眼上方横向 B 型扫描显示平伏的视网膜伴高度乳化硅油(黑色箭头所示)。

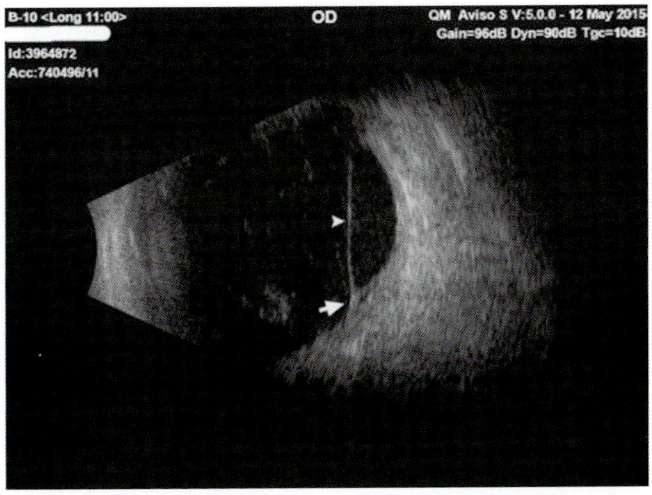

图 3.28 玻璃体视网膜牵拉。一例糖尿病视网膜病变患者右眼颞上方纵向 B 型扫描显示后节玻璃体牵拉（白色三角所示)导致视网膜稍隆起(白色箭头所示)。

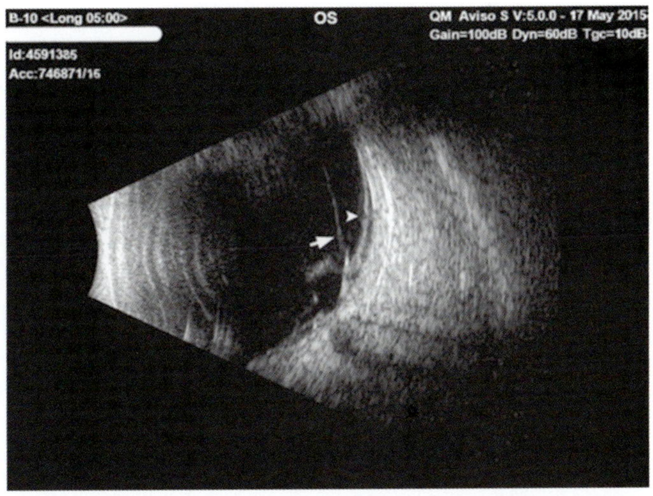

图 3.29 糖尿病引起一个象限内的牵拉性视网膜脱离。一例增生性糖尿病视网膜病变患者的左眼颞下方纵向 B 型扫描显示后节玻璃体牵拉(白色箭头所示)导致牵拉性视网膜脱离,范围局限于一个象限(白色三角所示)。

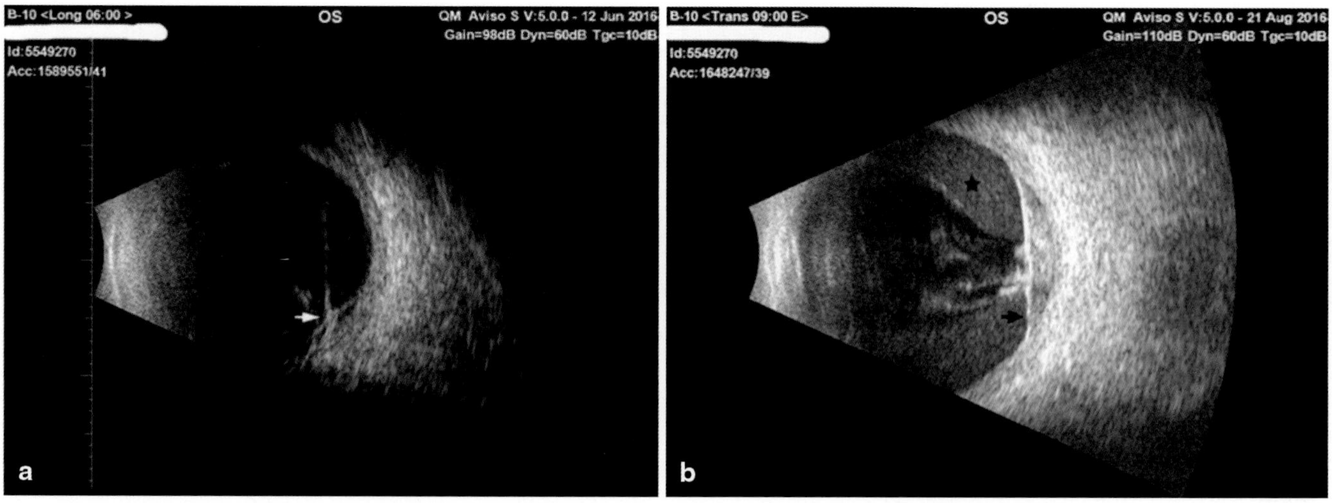

图 3.30　糖尿病牵拉性视网膜脱离的进展情况。一例 45 岁的男性患者，血糖控制不佳，伴有增生性糖尿病视网膜病变，视力下降至 20/200。(a)左眼下方纵向 B 型扫描显示轻度牵拉性视网膜脱离(白色箭头所示)伴轻度玻璃体下出血。患者选择观察。(b)同一只眼的上方横向 B 型扫描显示相同的牵拉性视网膜脱离(黑色箭头所示)，伴致密的视网膜下和玻璃体内积血(黑色星号所示)。

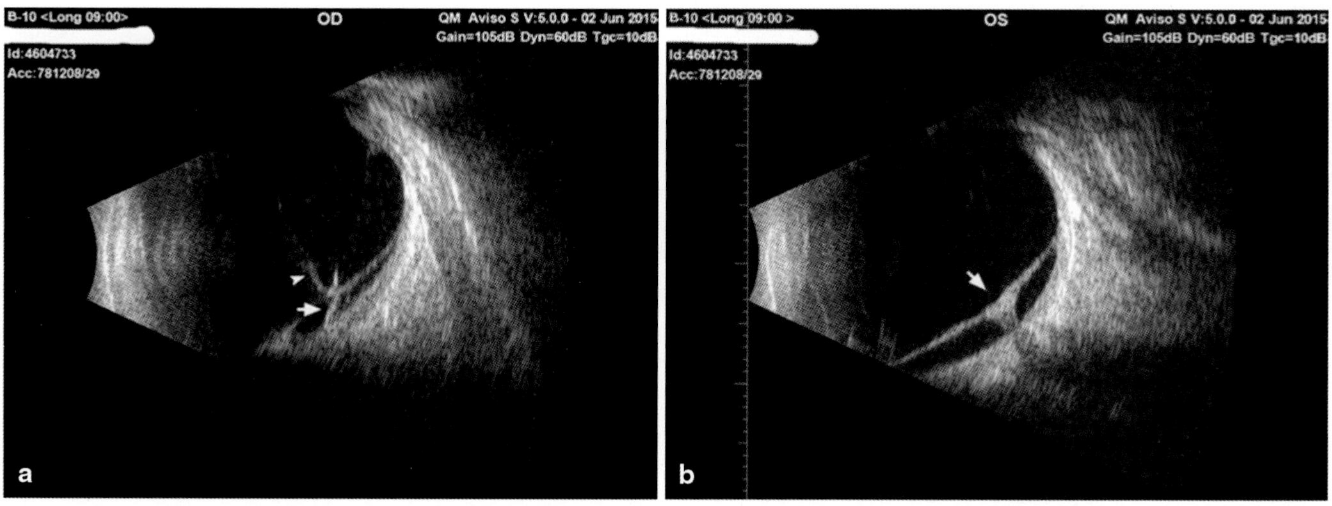

图 3.31　双侧牵拉性视网膜脱离。一例增生性糖尿病视网膜病变女性患者。视力为 20/100。(a)右眼颞侧纵向 B 型扫描显示轻度视网膜脱离(白色箭头所示)伴视网膜前牵拉(白色三角所示)。(b)同一患者的左眼鼻侧纵向 B 型扫描显示糖尿病牵拉性视网膜脱离，起源于视盘(白色箭头所示)，无出血。

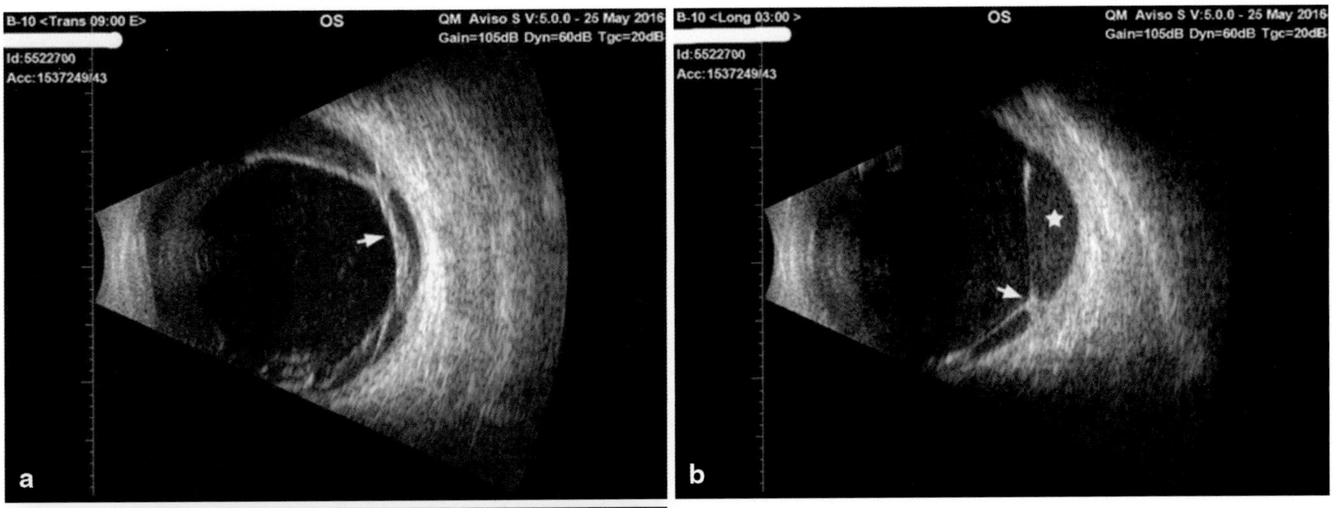

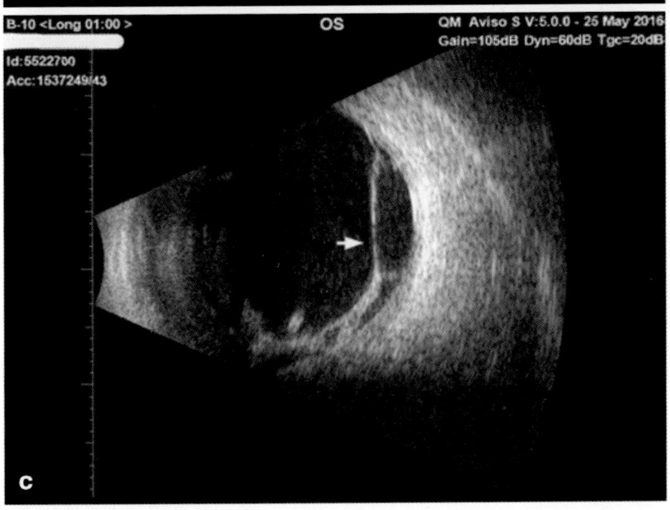

图 3.32　单眼 3 处牵拉性视网膜脱离。一例糖尿病患者左眼伴增生性糖尿病视网膜病变。(a)赤道部鼻侧横向 B 型扫描显示轻度视网膜脱离(白色箭头所示)。(b)同一只眼颞侧纵向 B 型扫描显示另一轻度孤立性视网膜脱离(白色箭头所示)伴相邻玻璃体下出血(白色星号所示)。(c)同一只眼颞上方纵向 B 型扫描显示另一处牵拉性视网膜脱离病灶(白色箭头所示)。

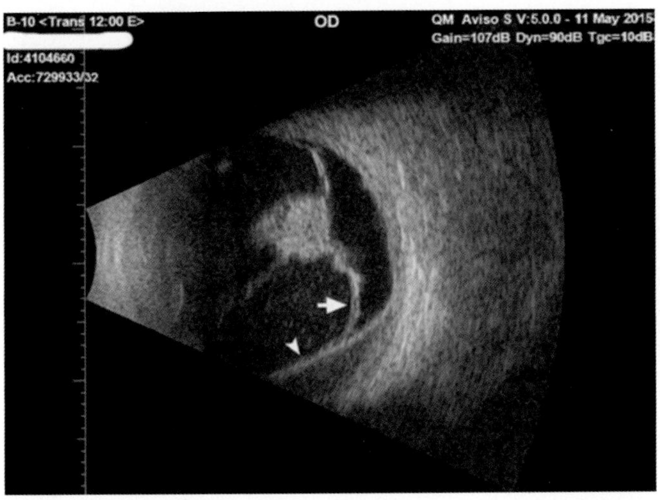

图 3.33　牵拉性视网膜脱离伴脉络膜脱离。一例长期增生性糖尿病视网膜病变患者的右眼上方横向 B 型扫描显示牵拉性视网膜脱离伴纤维化视网膜(白色箭头所示)和脉络膜脱离(白色三角所示)。

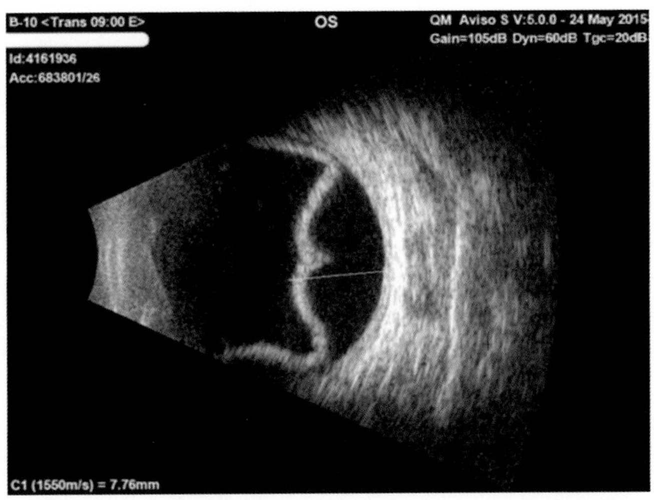

图 3.34　浆液性脉络膜脱离。一例长期青光眼患者的左眼眼底检查显示鼻侧及下方大疱性脉络膜脱离。同一只眼的鼻侧横向 B 型扫描显示鼻侧大疱性浆液性脉络膜脱离,直径为 7.7mm(黄线所示)。

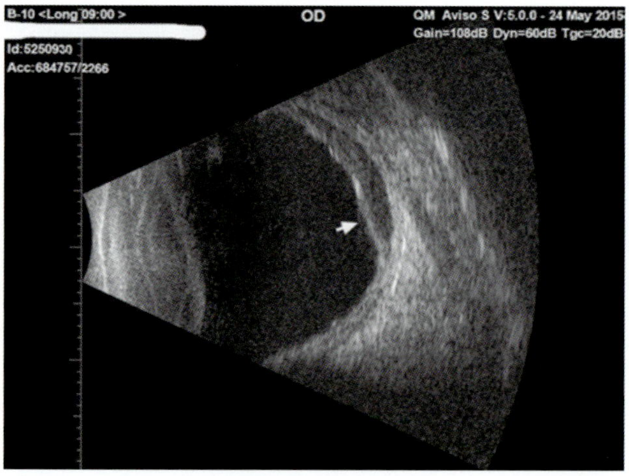

图 3.35　出血性脉络膜脱离。右眼颞侧纵向 B 型扫描显示出血性脉络膜浅脱离(白色箭头所示)。

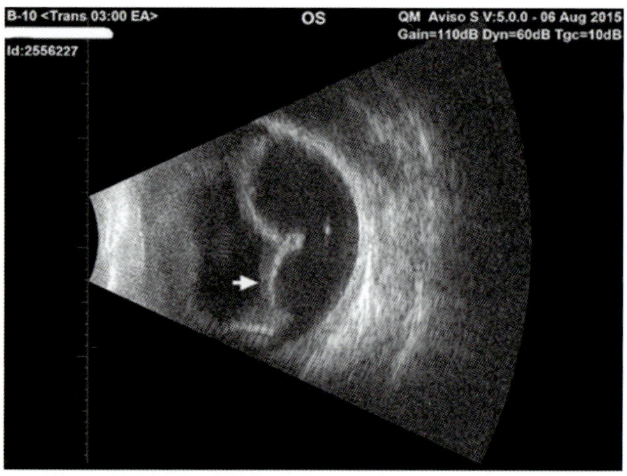

图 3.36　出血性脉络膜脱离。左眼颞侧横向 B 型扫描显示多叶状出血性脉络膜脱离发展为浆液性脱离(白色箭头所示)。

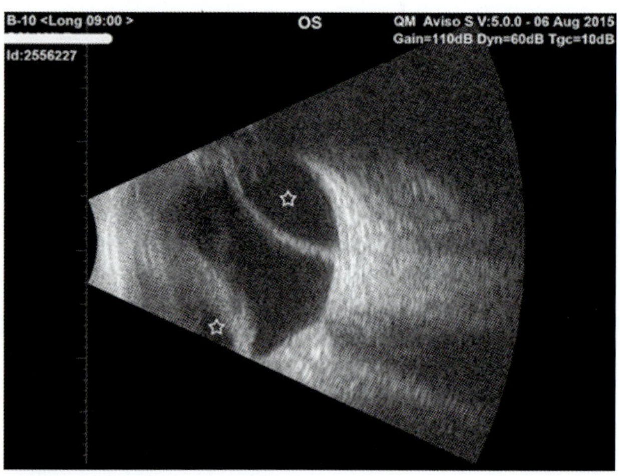

图 3.37　非相吻性大疱性脉络膜脱离。一例 47 岁的小梁切除术后患者,左眼鼻侧纵向 B 型扫描显示非相吻性脉络膜脱离(白色星形所示)。

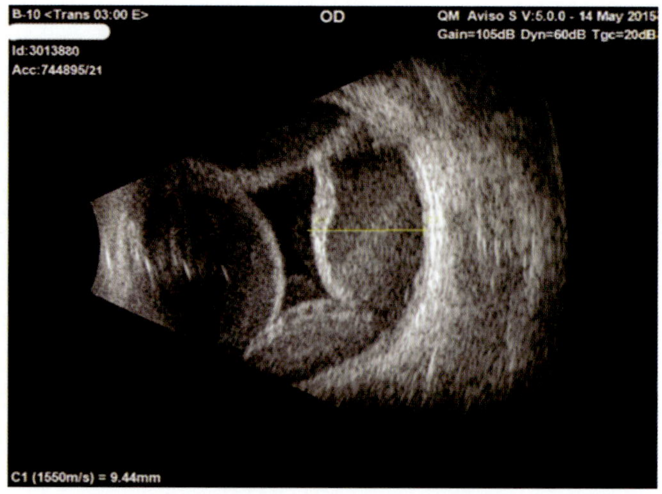

图 3.38　相吻性大疱性脉络膜脱离。一例女性患者在青光眼引流手术后出现疼痛。右眼鼻侧横向 B 型扫描显示 360°相吻性脉络膜脱离。

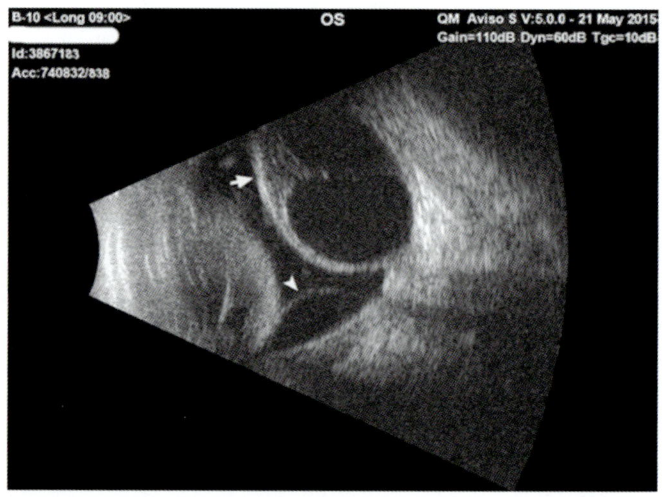

图 3.39　大疱性脉络膜脱离伴视网膜脱离。一例糖尿病患者,视力下降至手动。左眼鼻侧纵向 B 型扫描显示高度大疱性脉络膜脱离(白色箭头所示)和视网膜脱离(白色三角所示)。

参考文献

1. Byrne SF, Green RL. Ultrasound of the eye and orbit. 2nd ed. St.Louis, MO: Mosby; 2002.
2. Ossoinig KC. Standardized echography: basic principles, clinical applications, and results. Int Ophthalmol Clin. 1979;19:127–210.
3. Ossoinig KC, Byrne SF, Weyer NJ. Standardized echography. Part II: performance of standardized echography by the technician. Int Ophthalmol Clin. 1979;19:283–5.
4. Atta HR. Ophthalmic ultrasound – a practical guide. London: Churchill Livingstone; 1996.
5. Coleman DJ. Ultrasound in vitreous surgery. Trans Am Acad Ophthalmol Otolaryngol. 1972;76:467–79.

第 4 章

眼外伤、眼内炎

Abdulrahman H. Algaeed, Igor Kozak

眼部钝挫伤和穿通伤都可导致严重的眼部病变。如果眼外伤导致出血或屈光介质混浊，眼部超声检查在评估组织损伤程度方面是必不可少的。在没有眼内异物(IOFB)的情况下，需要关注的情况包括玻璃体积血或视网膜和脉络膜脱离。超声对于检测不透 X 线的眼内异物具有很高的敏感性，但定位眼内异物的标准方法仍是 CT 和 X 线片[1,2]。

在眼外伤的情况下进行超声检查必须非常谨慎，以防止进一步眼部损伤[3]。目前，当直接眼底检查无法进行时，除 B 超外没有其他实用且可靠的方法来确定视网膜的解剖学位置。

穿通伤可能会导致眼部结构内的感染。同样，在无法观察到眼后节的情况下，超声检查常用于诊断眼内炎，但它是非特异性的，只能表明眼后节受累的严重程度，以及是否存在视网膜脱离或脓肿。在囊袋内或迟发性眼内炎中，玻璃体炎可能表现轻微，导致误诊，但玻璃体炎是发生眼内炎的必要条件[4]。

眼内炎的超声特征包括玻璃体混浊、玻璃体膜、视网膜脱离、玻璃体下和视网膜下混浊、脉络膜脱离、视网膜脉络膜增厚及眼眶炎症体征[1,5]。

本章介绍了一系列临床病例，代表了使用超声检查的不同类型眼外伤及其后遗症(图 4.1 至图 4.11)，以及不同类型的眼内炎(图 4.12 至图 4.18)。

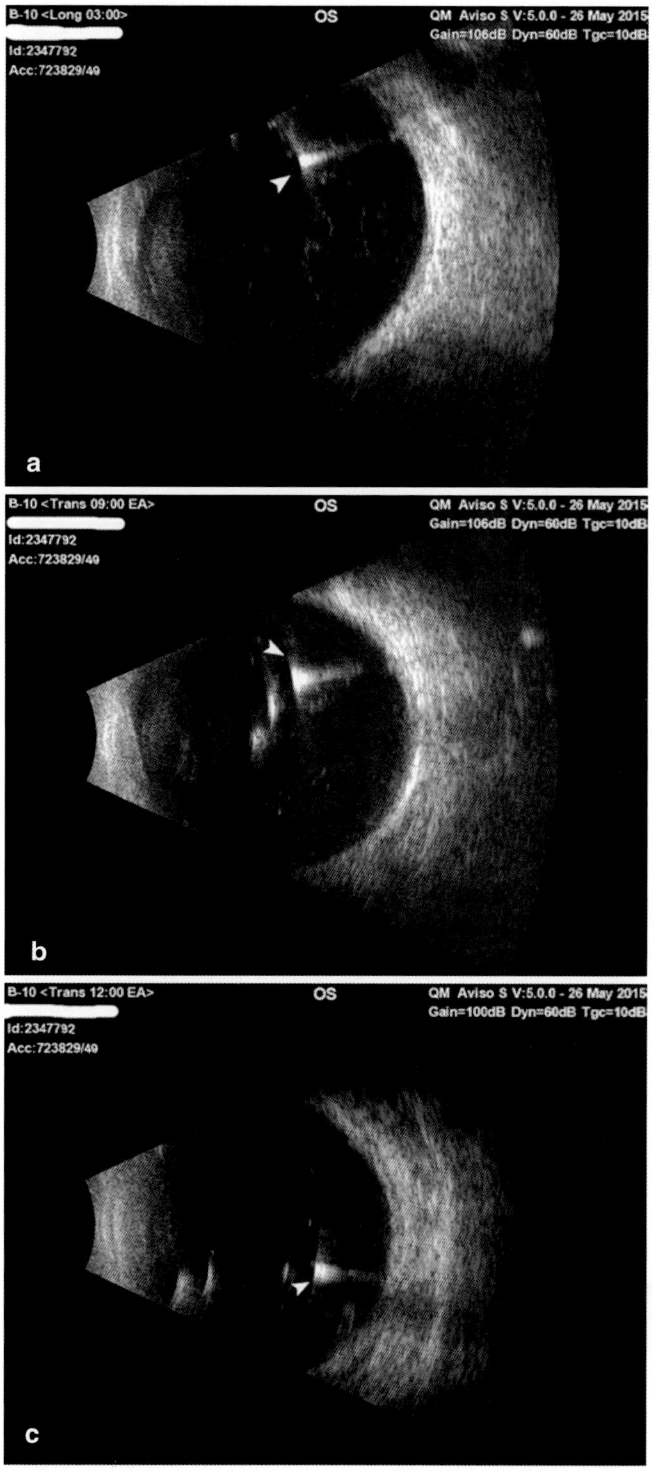

图 4.1　眼外伤伴眼内异物。一名 2 岁男童的左眼外伤。(a)纵向 B 型扫描显示玻璃体腔中的高回声 IOFB(白色三角所示)。该儿童接受了玻璃体切割术并取出眼内异物，随后他出现了白内障和黄斑外视网膜瘢痕，眼内压(IOP)为 19mmHg，视力为 20/300。(b)鼻侧横向 B 型扫描显示玻璃体腔中有重复反射的高回声 IOFB(白色三角所示)。(c)上方横向 B 型扫描显示玻璃体腔中的高回声 IOFB(白色三角所示)。

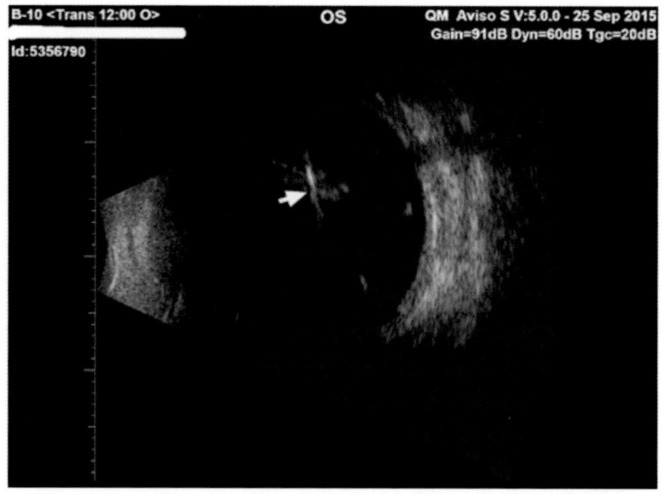

图 4.2　眼外伤伴眼内异物。一名 3 岁儿童的左眼外伤。上方横向 B 型扫描显示轻度玻璃体混浊伴玻璃体后脱离，前部可见 IOFB 的强反射表面，伴声影。无视网膜脱离或其他病变。这名儿童接受了玻璃体切割术并取出眼内异物、植入人工晶状体。

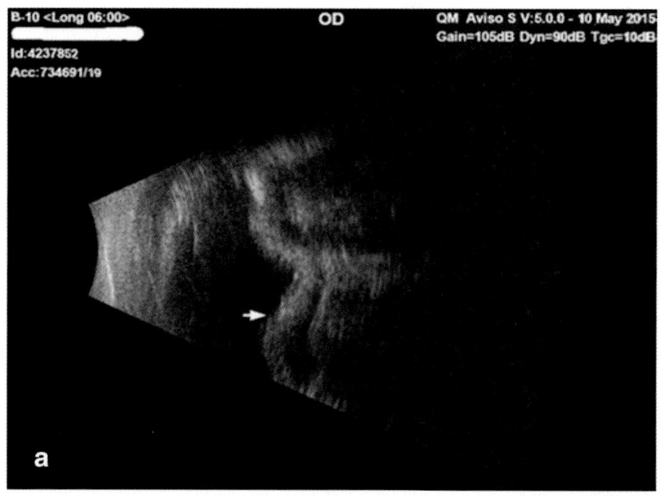

图 4.3　一例 19 岁患者的单侧眼外伤伴眼内异物，既往曾患外伤性白内障和视网膜脱离。(a)下方纵向 B 型扫描显示小眼球，从 9 点钟到 3 点钟方向由前部到周边的视网膜脱离，多发性巩膜褶皱和眼壁增厚(白色箭头所示)。2015 年，他接受了巩膜扣带术、玻璃体切割术和硅油填充术。视力为手动，IOP 为 13mmHg。(待续)

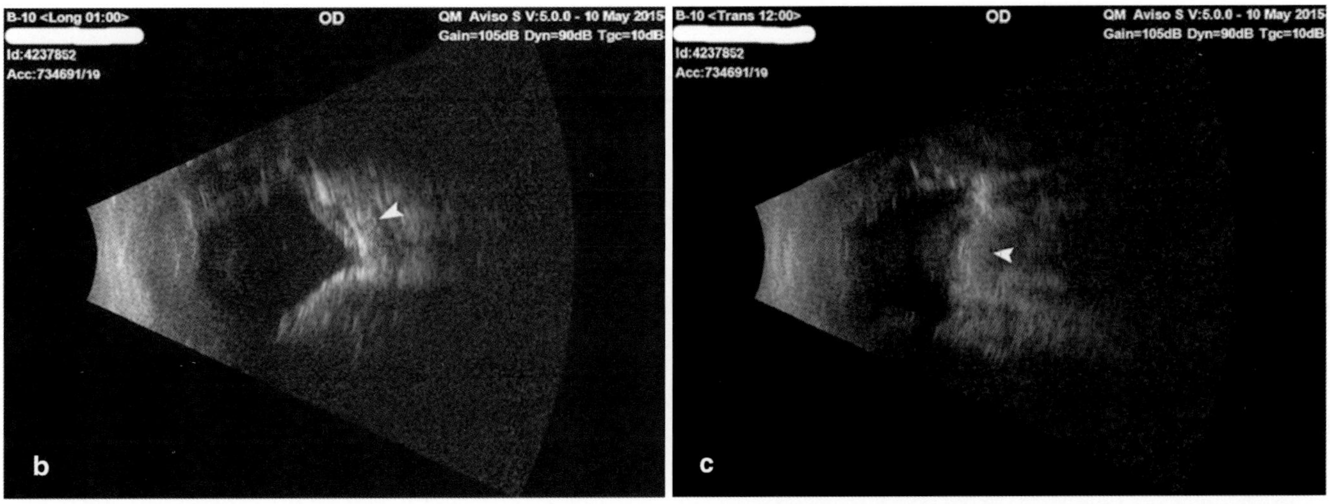

图 4.3(续)　(b)上方纵向 B 型扫描显示小眼球，从 9 点钟到 3 点钟方向由前部到周边的视网膜脱离，多发性巩膜褶皱和眼壁增厚(白色三角所示)。(c)上方纵向 B 型扫描显示小眼球，从 9 点钟到 3 点钟方向由前部到周边的视网膜脱离，多发性巩膜褶皱和眼壁增厚(白色三角所示)。

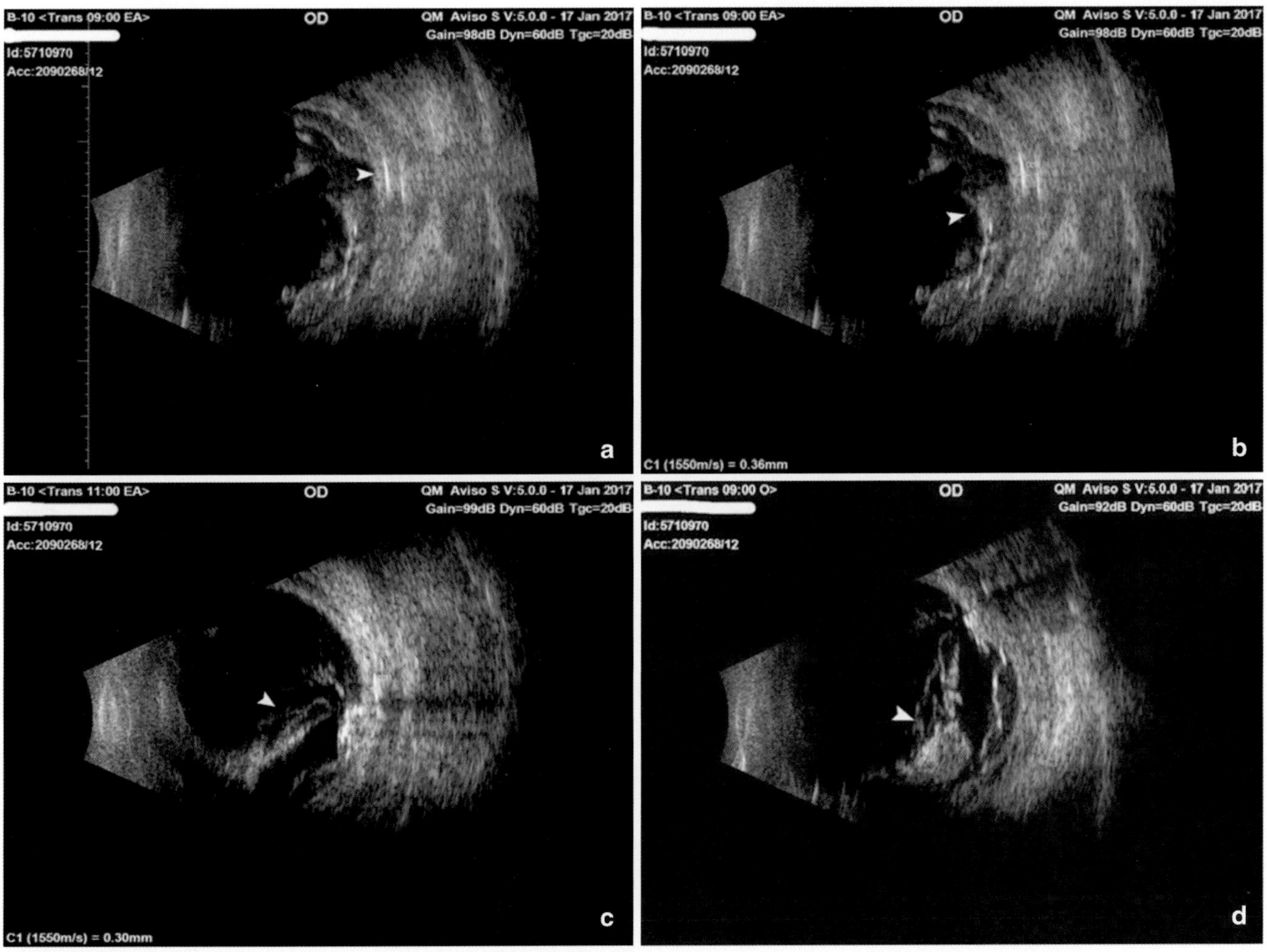

图 4.4　眼外伤伴眼内异物。一例 30 岁的男性患者，右眼外伤，眼内出血，视力为手动。(a)颞侧横向 B 型扫描显示有积血充满玻璃体腔，眼球壁增厚，以及嵌入颞上方巩膜的强反射表面，典型的金属性 IOFB(白色箭头所示)。(b)上方横向 B 型扫描显示有积血充满玻璃体腔(白色三角所示)，眼球壁增厚，以及嵌入颞上方巩膜的强反射表面，典型的金属性 IOFB(黄色卡尺所示)。(c)上方 11 点钟位横向 B 型扫描显示有积血充满玻璃体腔(白色三角所示)，眼球壁增厚和强反射表面嵌入颞上方巩膜，这是金属性 IOFB 的典型特征(黄色卡尺所示)。(d)上方横向 B 型扫描显示有积血填满玻璃体腔(白色三角所示)和眼球壁增厚。

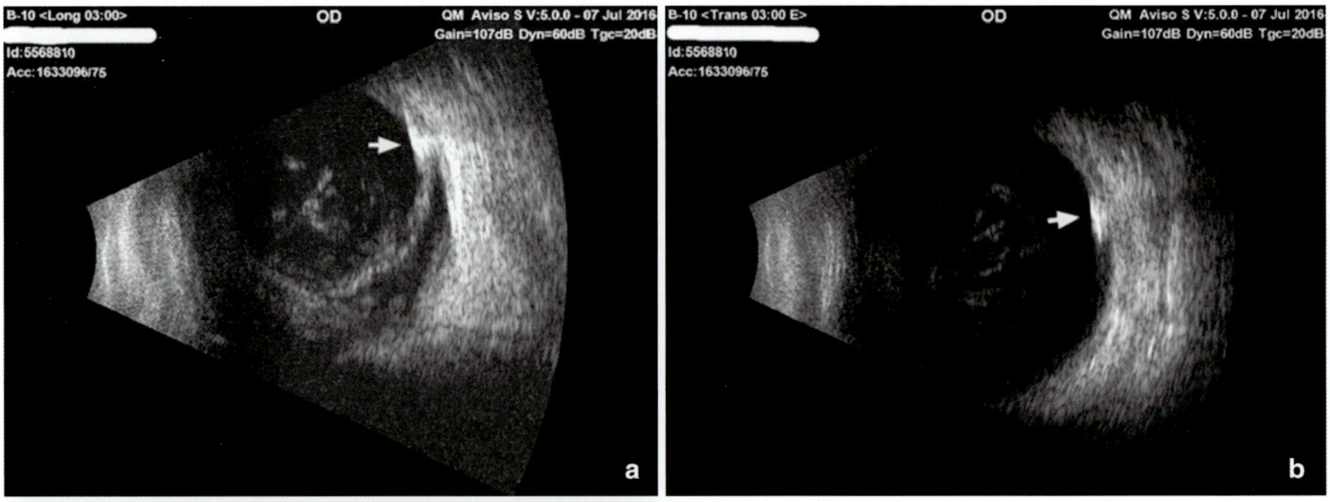

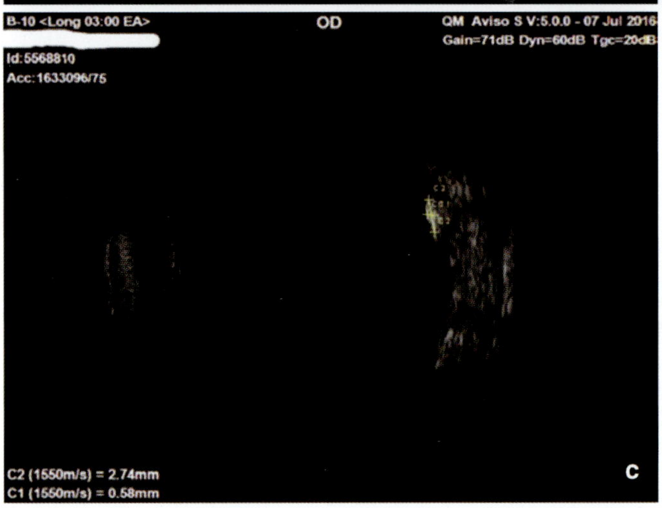

图 4.5　一例 27 岁的男性患者，右眼穿通性眼外伤伴眼内异物。(a)纵向 B 型扫描显示有视网膜前的 IOFB(白色箭头所示)。(b)横向 B 型扫描显示有视网膜前的 IOFB(白色箭头所示)。(c)通过降低增益测量 IOFB。

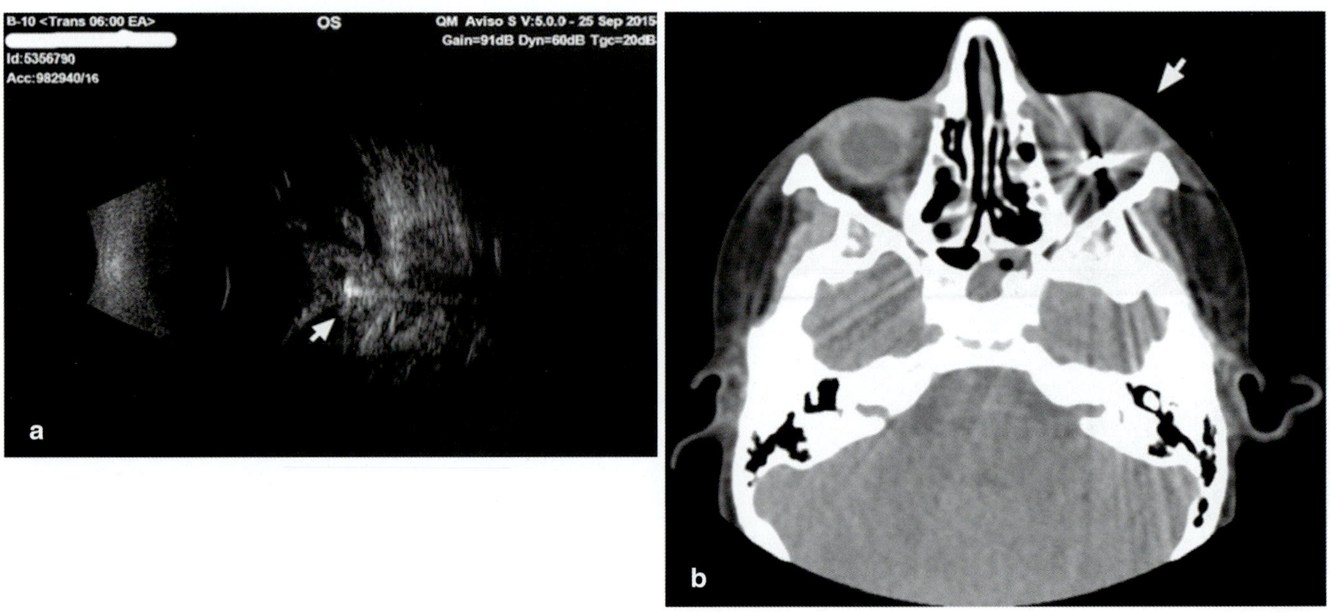

图 4.6　一名 14 岁男孩，左眼穿通性眼外伤伴巩膜内异物，视力为手动。(a)下方横向 B 型扫描显示有玻璃体积血和眼内异物(白色箭头所示)。(b)大脑和眼眶的 CT 显示有玻璃体积血和嵌入巩膜的眼内异物(白色箭头所示)。

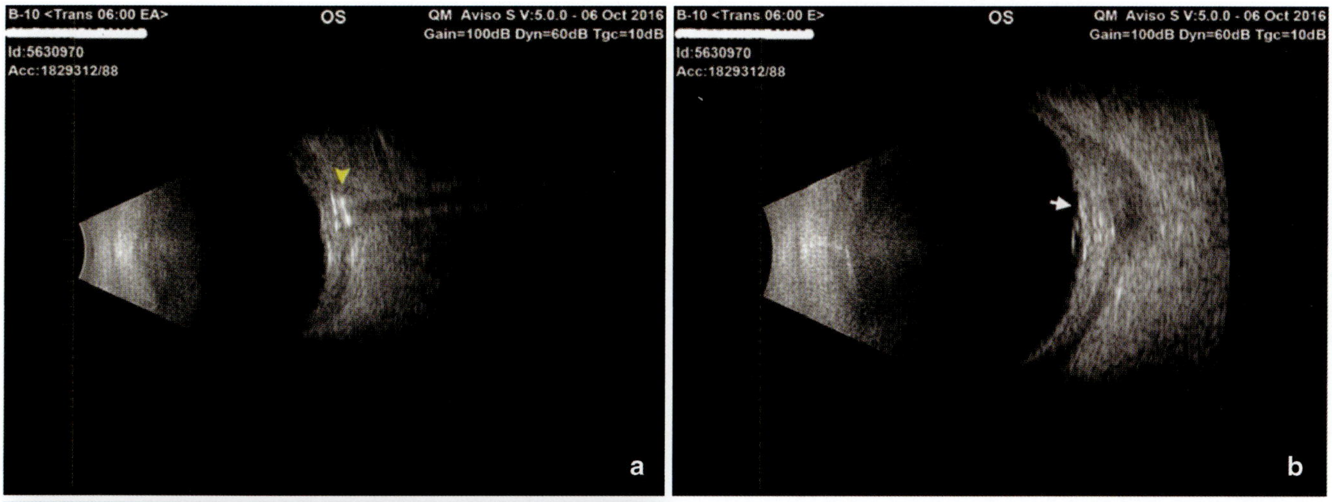

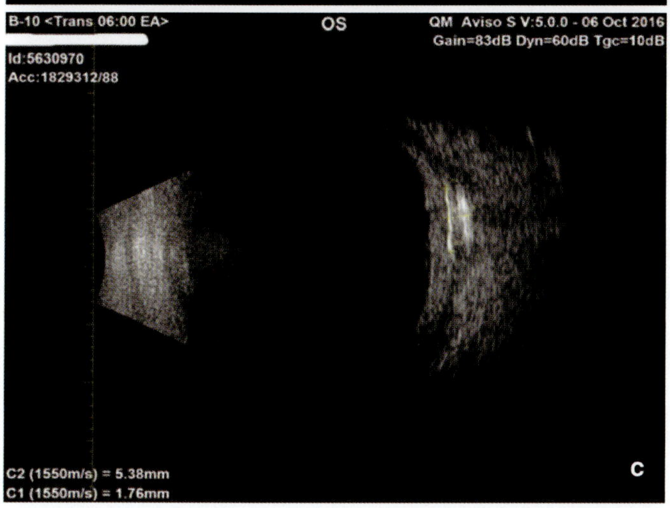

图 4.7 一名 7 岁男孩，左眼穿通性眼外伤后出现巩膜内异物。(a)下方横向 B 型扫描显示一个大异物部分嵌入巩膜，异物周围眼壁增厚(黄色三角所示)，未见视网膜脱离或其他病理变化。(b)下方横向 B 型扫描显示大异物部分嵌入巩膜，异物周围眼壁增厚(白色箭头所示)，未见视网膜脱离或其他病理变化。(c)同一只眼的下方横向 B 型扫描测量异物厚度为 1.74mm，长度为 3.29mm。

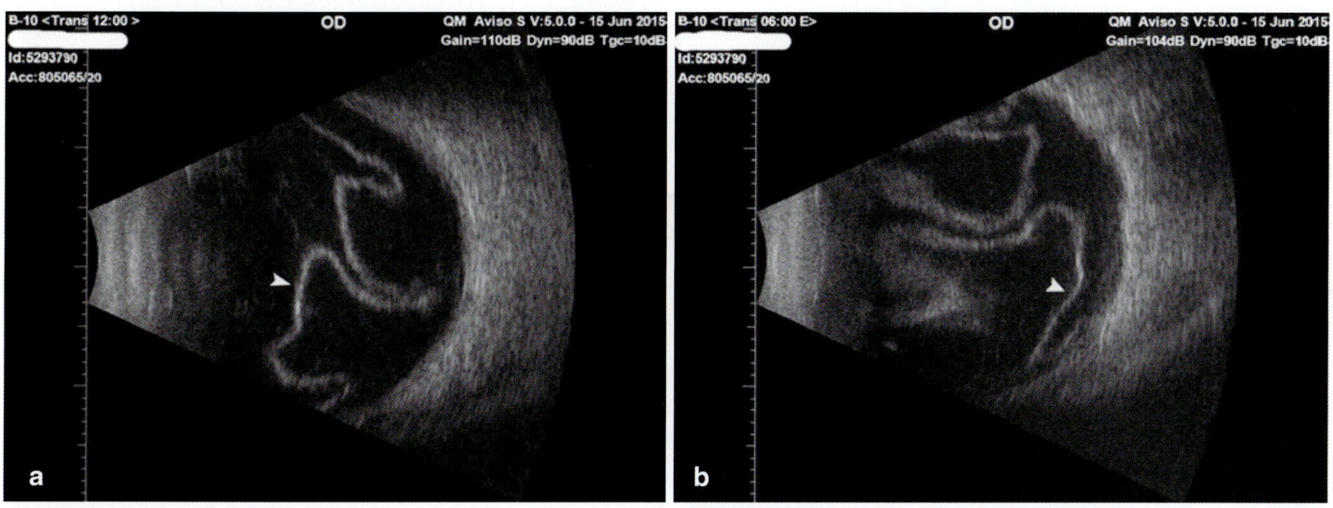

图 4.8 外伤性锯齿缘离断视网膜脱离。一例 33 岁的男性患者，右眼钝性创伤，视力为手动。(a)右眼上方横向 B 型扫描显示中间玻璃体混浊和锯齿缘离断视网膜脱离(白色三角所示)。(b)下方横向 B 型扫描显示锯齿缘离断视网膜脱离(白色三角所示)。(待续)

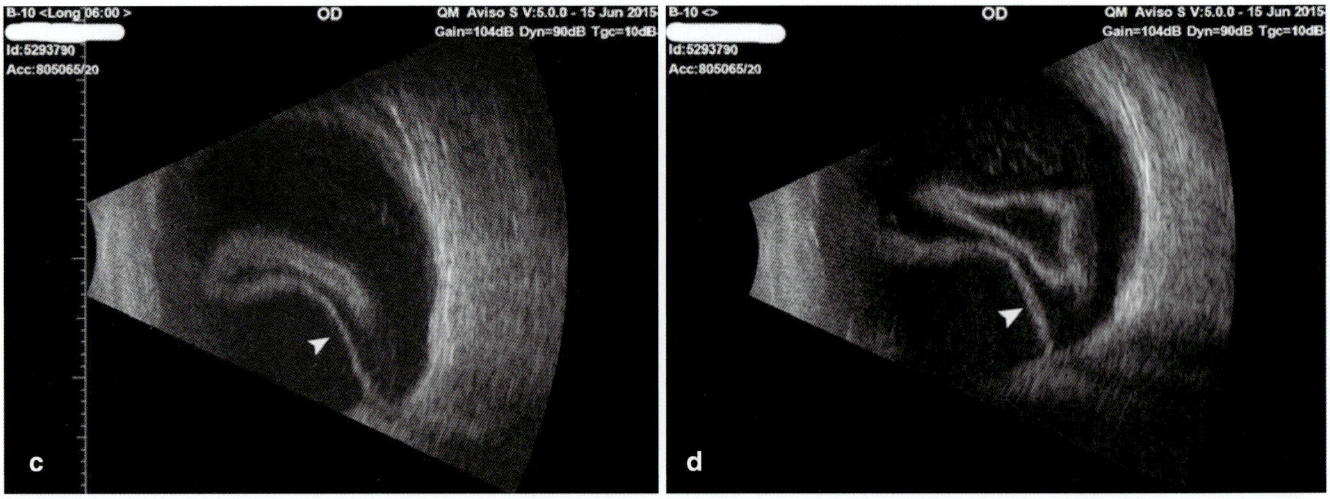

图 4.8(续) (c)下方纵向 B 型扫描显示视网膜脱离(白色三角所示)。(d)下方横向 B 型扫描显示锯齿缘离断(白色三角所示)。

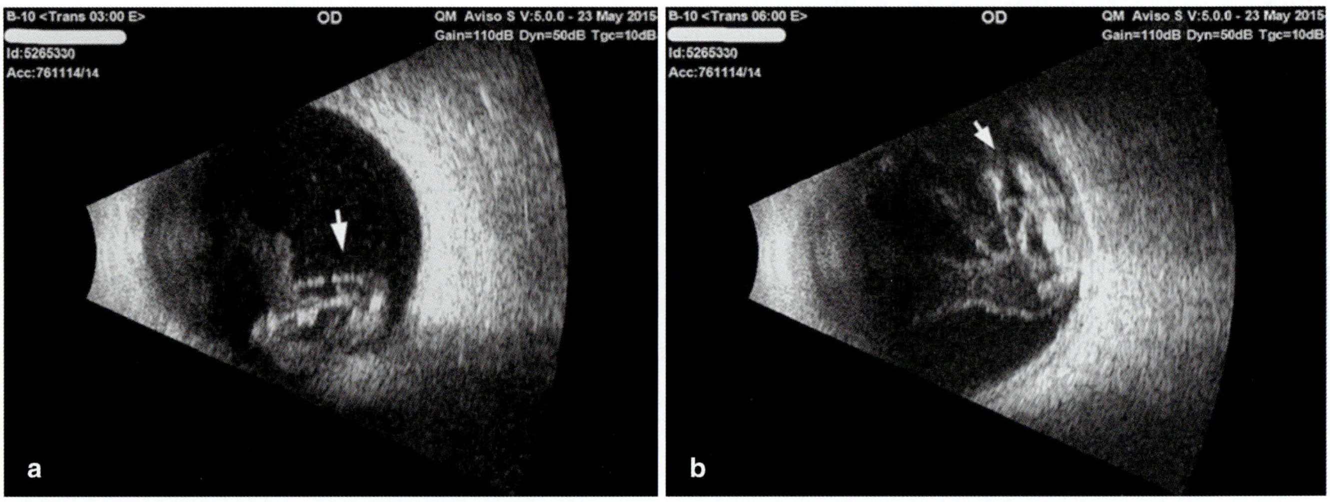

图 4.9 外伤性晶状体脱位。一例 33 岁的男性患者,外伤性无晶状体眼。(a)鼻侧横向 B 型扫描显示玻璃体内晶状体脱位(白色箭头所示),但无视网膜脱离。(b)同一只眼下方横向 B 型扫描显示玻璃体内晶状体脱位(白色箭头所示),明显的完全性玻璃体后脱离,无视网膜脱离。

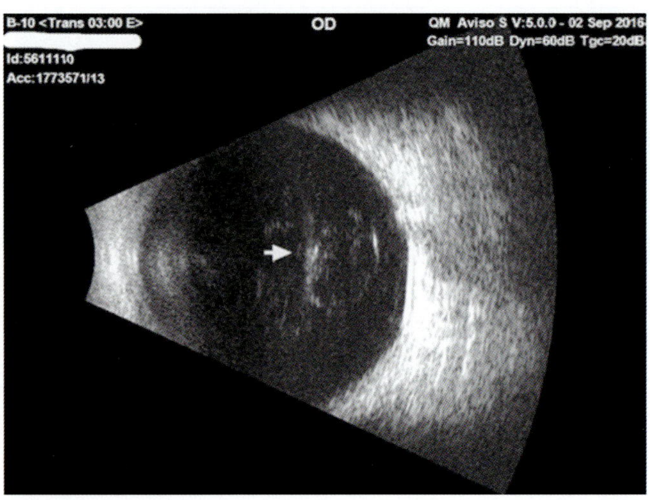

图 4.10 外伤性晶状体脱位。一例 42 岁的男性患者,外伤性眼前房积血和无晶状体。鼻侧横向 B 型扫描显示玻璃体内晶状体脱位(白色箭头所示),但没有视网膜脱离。

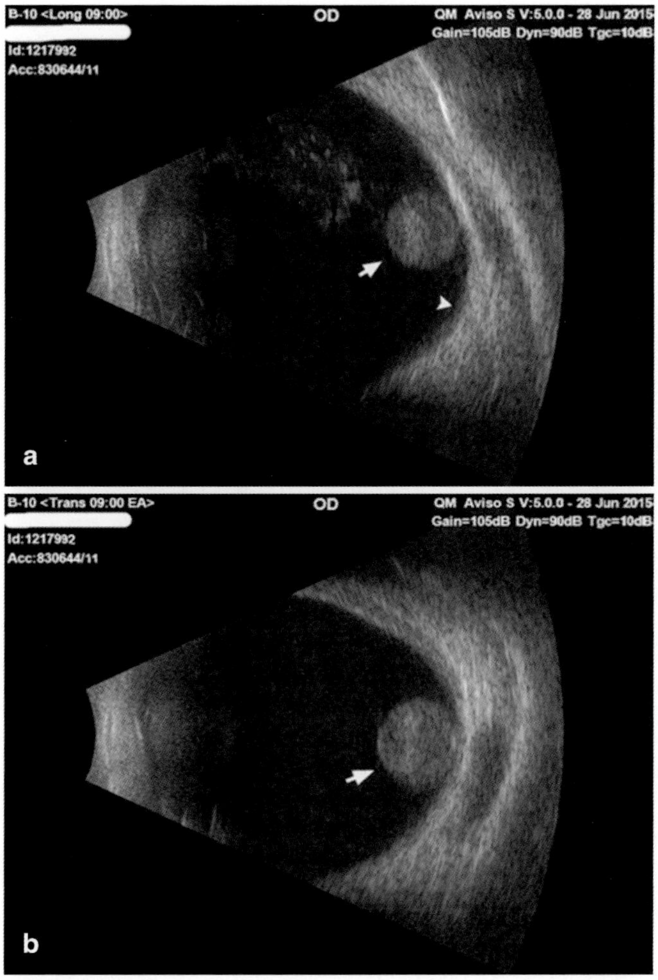

图 4.11 白内障手术后晶状体核脱落。(a)纵向 B 型扫描显示一个高度近视眼的晶状体核脱落(白色箭头所示)伴后巩膜葡萄肿(白色三角所示)。这个并发症发生于手术开始时,由于晶状体悬韧带纤维较弱。(b)同一只眼的横向 B 型扫描显示晶状体核脱落(白色箭头所示)。

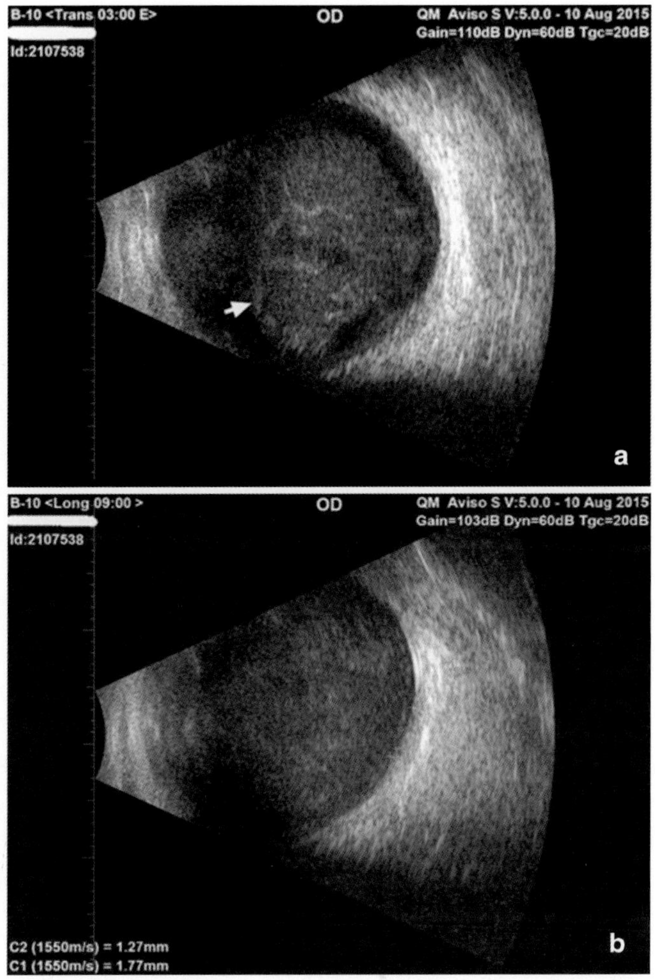

图 4.12 术后眼内炎。一例 58 岁糖尿病男性患者的人工晶状体右眼出现术后眼内炎。视力为手动,眼底无法看清,眼红眼痛。(a)鼻侧横向 B 型扫描显示密集的玻璃体混浊充满整个玻璃体腔(白色箭头所示),无视网膜脱离或其他病变。(b)同一只眼的纵向 B 型扫描显示密集的玻璃体混浊充满整个玻璃体腔,弥漫的视网膜脉络膜增厚(黄色卡尺所示),提示眼内炎。

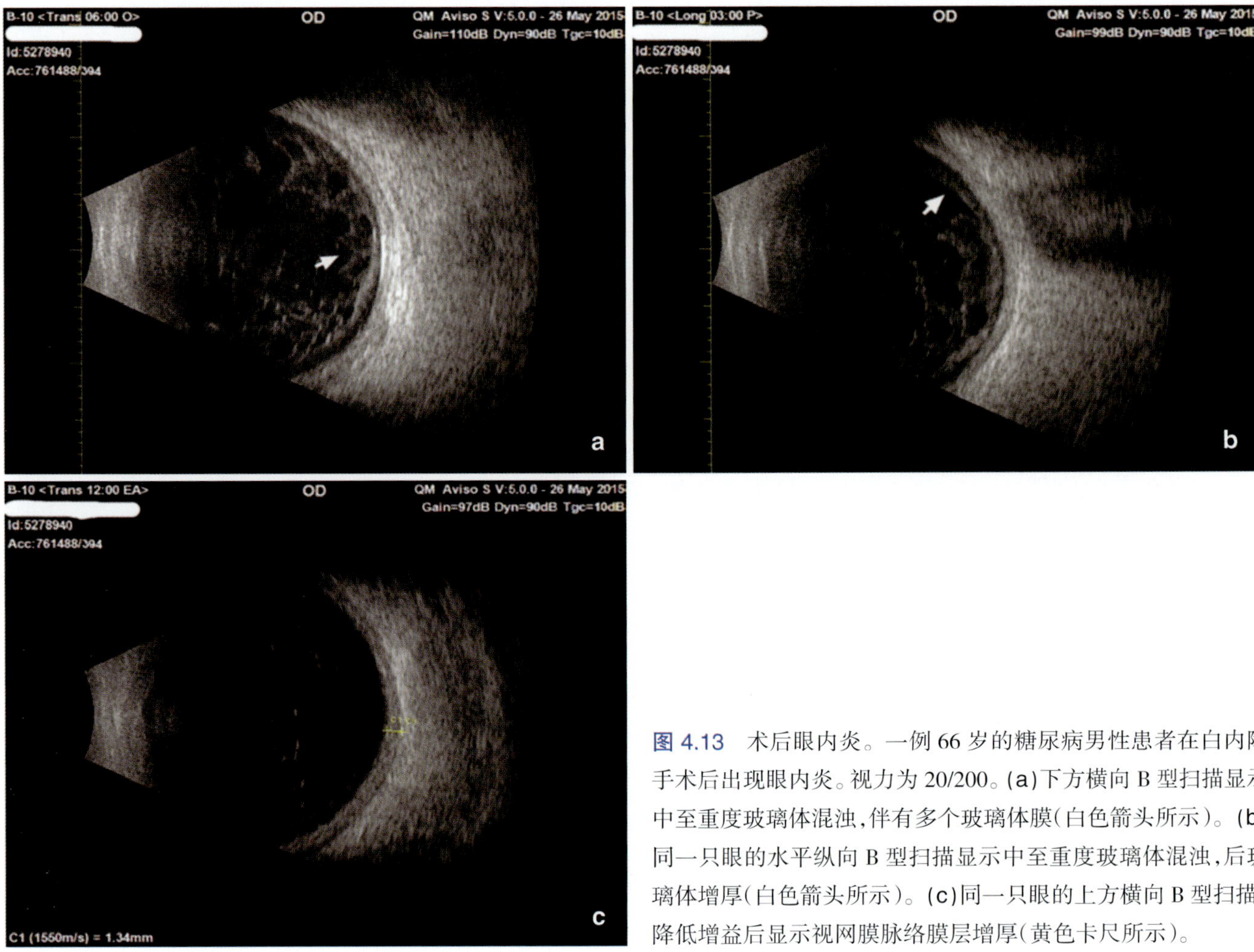

图 4.13 术后眼内炎。一例 66 岁的糖尿病男性患者在白内障手术后出现眼内炎。视力为 20/200。(a)下方横向 B 型扫描显示中至重度玻璃体混浊,伴有多个玻璃体膜(白色箭头所示)。(b)同一只眼的水平纵向 B 型扫描显示中至重度玻璃体混浊,后玻璃体增厚(白色箭头所示)。(c)同一只眼的上方横向 B 型扫描,降低增益后显示视网膜脉络膜层增厚(黄色卡尺所示)。

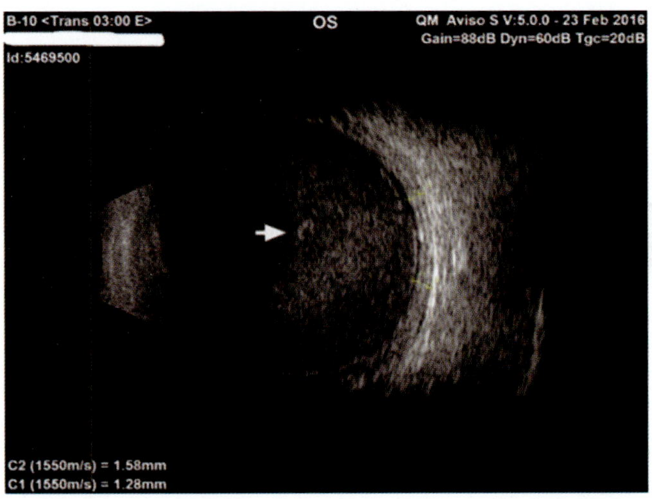

图 4.14 球内注射后眼内炎。一例 78 岁的糖尿病男性患者在接受抗新生血管生成药物的玻璃体腔内注射后出现眼内炎。视力为无光感,IOP 为 47mmHg。左眼颞侧横向 B 型扫描显示均匀、密集的玻璃体渗出物,后玻璃体膜和视网膜脉络膜层增厚(黄色卡尺所示)。

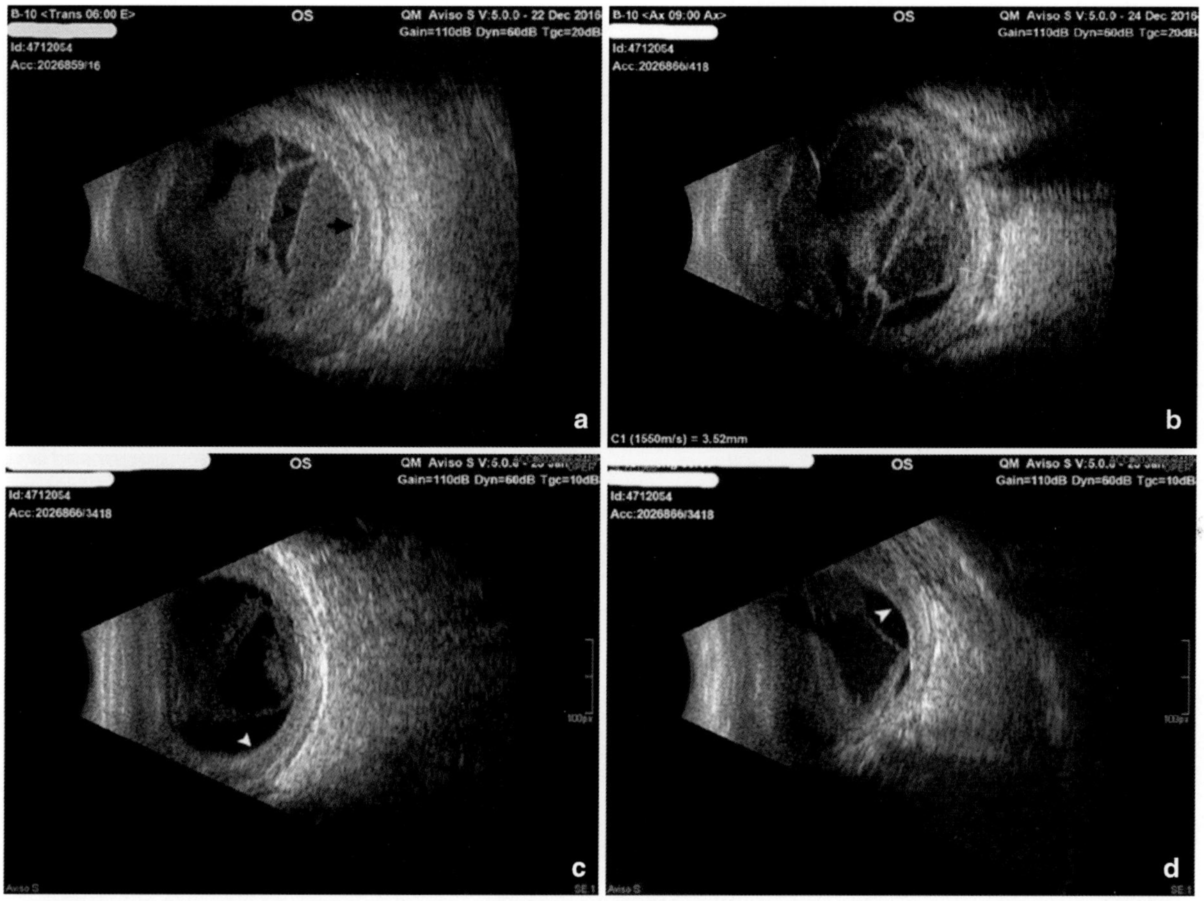

图 4.15 内源性眼内炎。一例 44 岁的女性患者因左眼视力仅为光感和疼痛就诊。(a)下方横向 B 型扫描显示密集的混浊填满整个玻璃体腔,伴有多层厚膜形成(黑色箭头所示),巩膜和巩膜外层增厚(黑色箭头所示),但无视网膜脱离。(b)同一只眼轴向 B 型扫描显示非常密集的玻璃体混浊填满整个玻璃体腔,伴有巩膜增厚(黄色卡尺所示),无视网膜脱离。(c)经过全身和玻璃体内抗生素治疗后,该眼的轴向 B 型扫描显示玻璃体腔轻微透明,但巩膜增厚持续(白色三角所示)。(d)经过全身和玻璃体腔内注射抗生素治疗后,该眼的纵向 B 型扫描显示持续存在的玻璃体膜和增厚的巩膜(白色三角所示)。

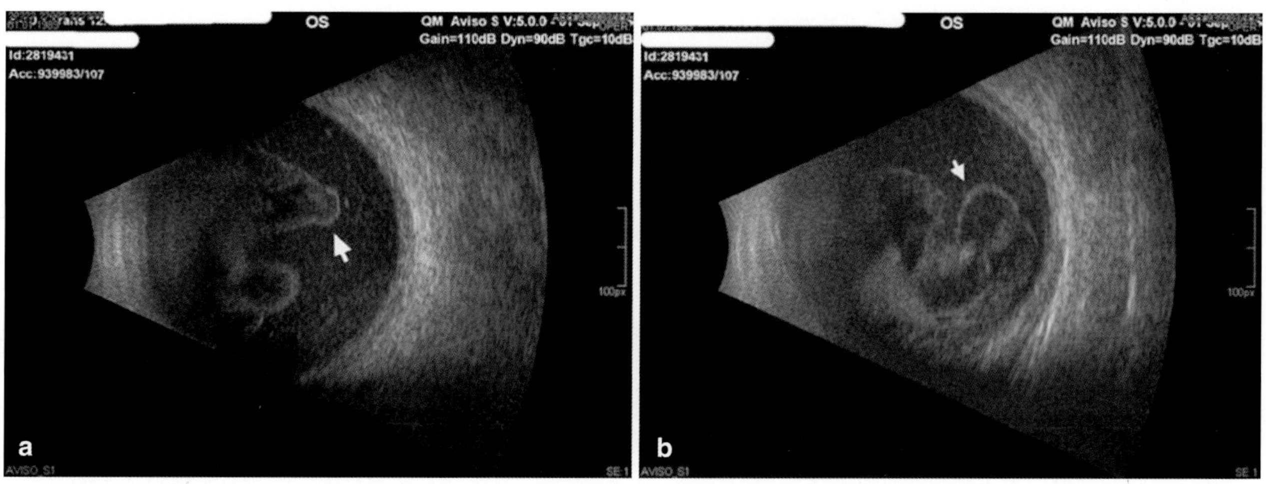

图 4.16 眼内炎:药物治疗。一例 26 岁的男性患者因左眼外伤后出现眼痛、眼红和视力下降而就诊。(a)上方横向 B 型扫描显示致密的玻璃体混浊,伴有多重玻璃体形成(白色箭头所示),是眼内炎的典型表现。(b)同一只眼的下方横向 B 型扫描显示致密的玻璃体混浊,伴有多重玻璃体形成(白色箭头所示),是眼内炎的典型表现。(待续)

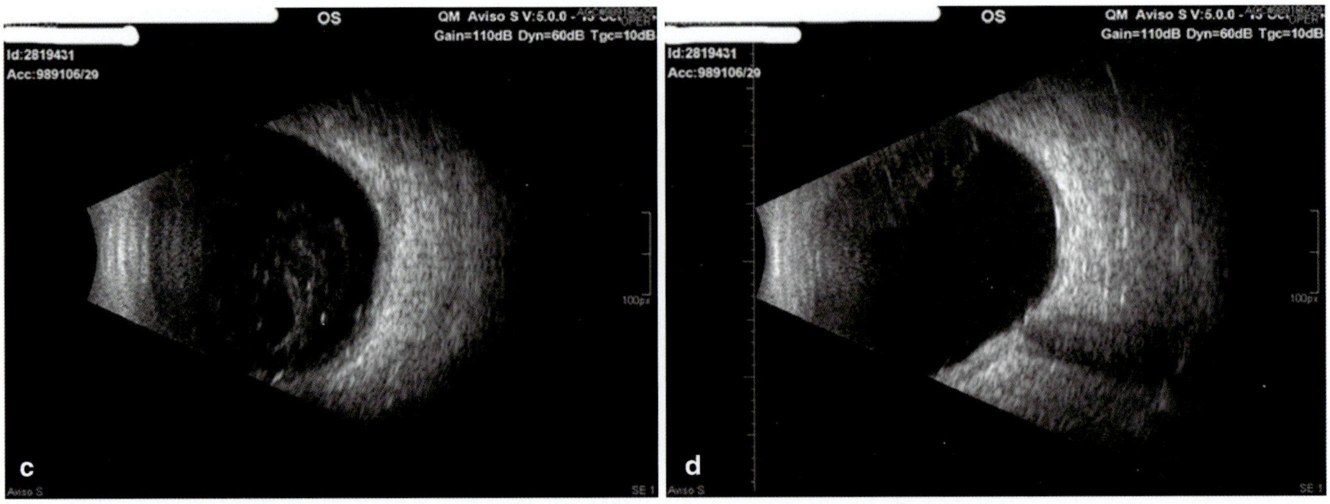

图 4.16(续) (c)经过玻璃体腔内注射万古霉素和头孢他啶治疗后,该眼的下方横向 B 型扫描显示玻璃体混浊明显减少。(d)经过玻璃体腔内注射万古霉素和头孢他啶治疗后,该眼的上方纵向 B 型扫描显示玻璃体混浊明显减少。

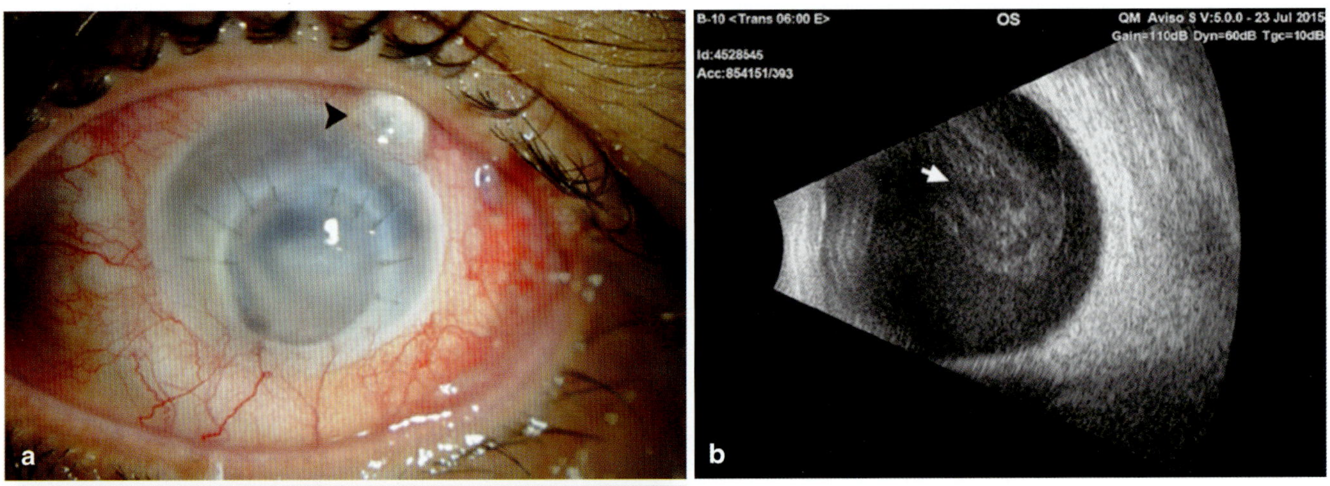

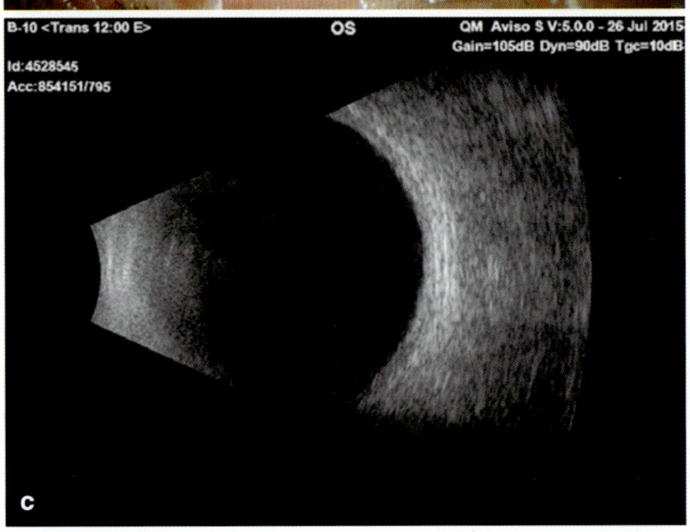

图 4.17 眼内炎:外科治疗。一例 68 岁的糖尿病患者,有构造性角膜移植手术史和小梁切除术史,因左眼疼痛和视力降至光感而就诊。(a)裂隙灯检查显示结膜充血、角膜植片混浊、感染性滤泡(黑色三角所示)和脓性分泌物,眼底窥不入。(b)同一只眼的下方横向 B 型扫描显示玻璃体凝结(白色箭头所示),提示感染性眼内炎,不伴视网膜脱离。(c)患者接受了内镜辅助下的玻璃体切割术。术后上方横向 B 型扫描显示清晰的玻璃体腔且视网膜平伏。玻璃体培养检测到肺炎链球菌。术后视力为指数/1m。

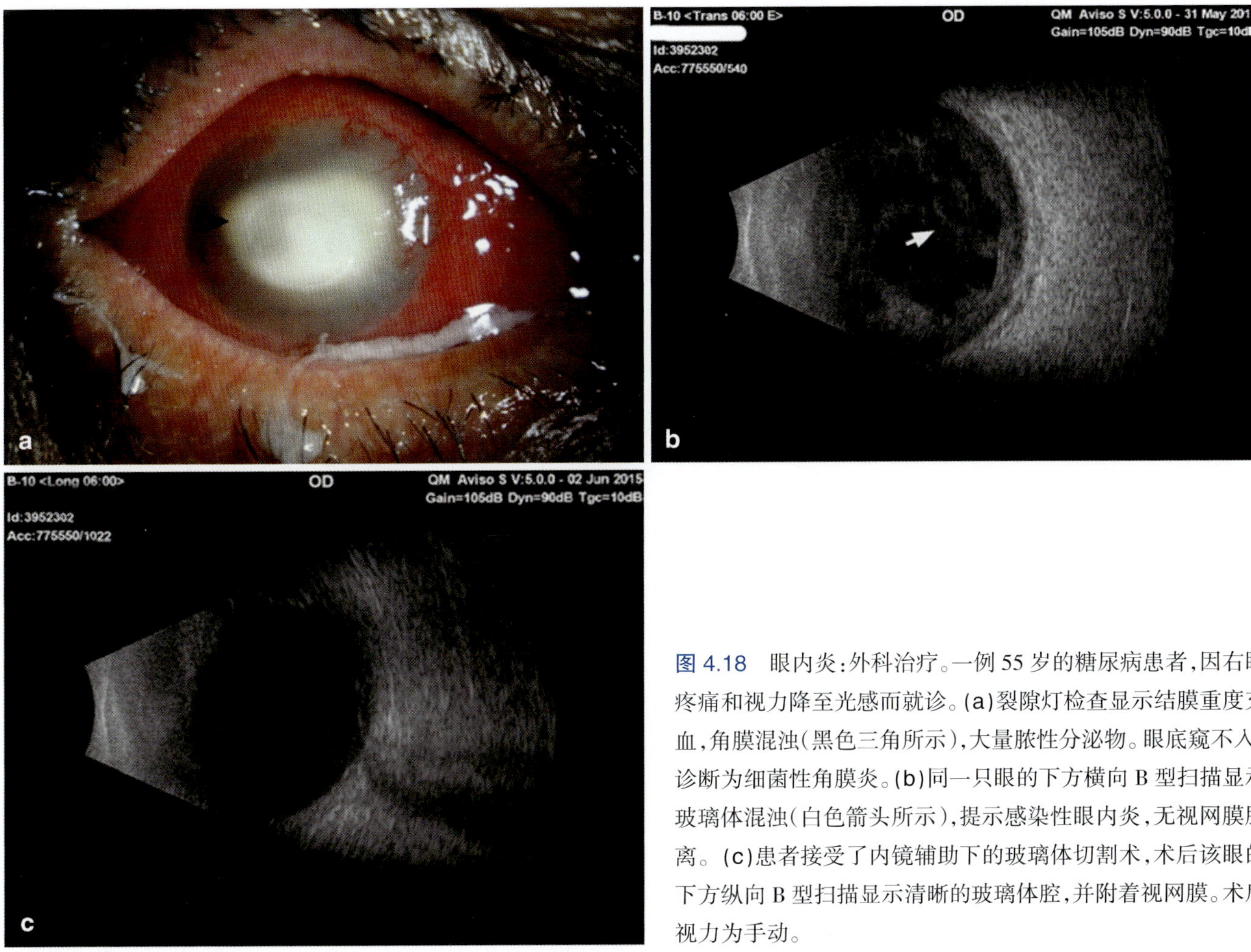

图 4.18 眼内炎：外科治疗。一例 55 岁的糖尿病患者，因右眼疼痛和视力降至光感而就诊。(a)裂隙灯检查显示结膜重度充血，角膜混浊（黑色三角所示），大量脓性分泌物。眼底窥不入。诊断为细菌性角膜炎。(b)同一只眼的下方横向 B 型扫描显示玻璃体混浊（白色箭头所示），提示感染性眼内炎，无视网膜脱离。(c)患者接受了内镜辅助下的玻璃体切割术，术后该眼的下方纵向 B 型扫描显示清晰的玻璃体腔，并附着视网膜。术后视力为手动。

参考文献

1. Byrne SF, Green RL. Ultrasound of the eye and orbit. 2nd ed. Mosby Book: St.Louis; 2002.
2. Kramer M, Hart L, Miller JW. Ultrasonography in the management of penetrating ocular trauma. Int Ophthalmol Clin. 1995;35:181–92.
3. Blumenkranz MS, Byrne SF. Standardized echography (ultrasonography) for the detection and characterization of retinal detachment. Ophthalmology. 1982;89:821–31.
4. Sadiq MA, Hassan M, Agarwal A, Sarvar S, Toufeeq S, Soliman MK, et al. Endogenous endophthalmitis: diagnosis, management, and prognosis. J Ophthalmic Inflamm Infect. 2015;5:32.
5. Kohanim S, Daniels AB, Huynh N, Eliott D, Chodosh J. Utility of ocular ultrasonography in diagnosing infectious endophthalmitis in patients with media opacities. Semin Ophthalmol. 2012;27:247–50.

第 5 章

眼部肿瘤

Abdulrahman H. Algaeed，Igor Kozak

超声检查是评估眼部肿瘤首选的成像方法。最常见的原发性眼内恶性肿瘤是葡萄膜黑色素瘤，包括脉络膜和睫状体黑色素瘤。联合 A 型和 B 型扫描对于描述这些病变和与良性葡萄膜痣及其他病变的鉴别至关重要（图 5.1），在诊断直径 3mm 以上的葡萄膜黑色素瘤方面的准确率超过 95%[1-3]。葡萄膜血管瘤（图 5.2 至图 5.5）是良性肿瘤，但在初次发现时可具有与恶性肿瘤相似的非典型外观，难以鉴别[4]。它们通过相邻区域的浆液性视网膜脱离导致视力下降[5]，但脉络膜的恶性黑色素瘤也可能是继发性视网膜脱离的原因。转移性肿瘤较少见，在成人中比在儿童中更常见。UBM 在某些眼内肿瘤的诊断中具有重要作用[6]，在睫状体黑色素瘤和周边虹膜肿瘤的精确定位方面优于传统 B 超，并能提供可靠的生物测量和客观评估肿瘤尺寸[7]。

本章主要讨论眼内肿瘤，不包括眼眶肿瘤和眶内肿瘤。本章展示了视网膜母细胞瘤的多种表现和常见特征，如内生性生长、玻璃体内播散、坏死和眼内钙化（图 5.6 至图 5.10）。声影是钙化病变的典型表现[8,9]。视网膜母细胞瘤是儿童最常见的眼内肿瘤，在中东地区相当常见。

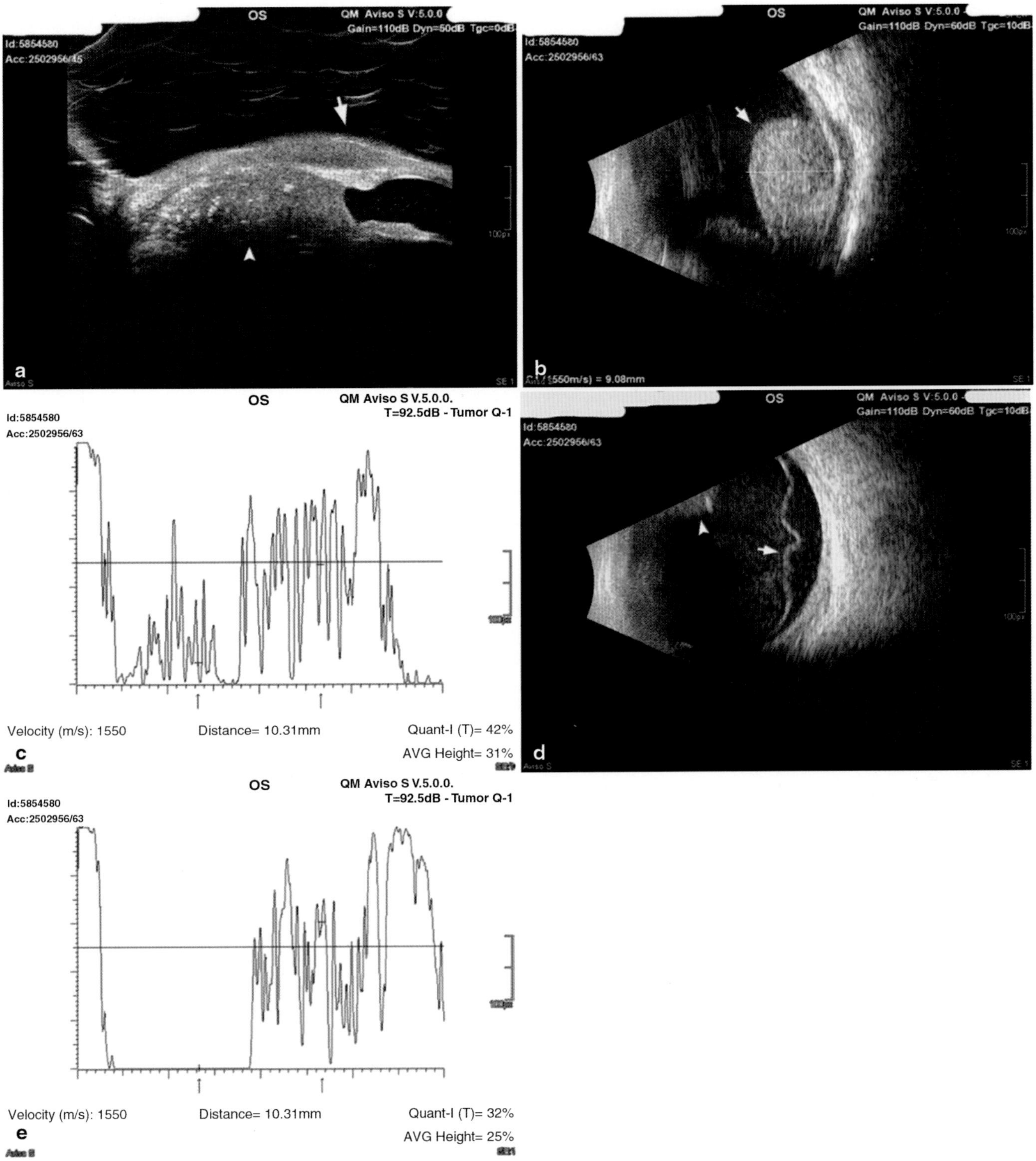

图 5.1 鳞状细胞癌。一例患者既往的活检报告提示鳞状细胞癌和局部扩散。左眼的临床检查显示有晶状体眼的前房混浊。(a) UBM 显示病变累及结膜、巩膜(白色箭头所示)、睫状体和虹膜(白色三角所示)。(b)同一只眼的鼻侧横向 B 型扫描显示一个大的实质性强反射病灶,内部表面不规则,并且病灶内部出现局部钙化(白色箭头所示)。(c)同一只眼的标准化 A 型扫描显示高内反射率 V 型图像。(d)同一只该眼的颞侧横向 B 型扫描显示中度玻璃体混浊和视网膜浅层脱离伴黄斑脱离(白色箭头所示)。(e)同一只眼的标准化 A 型扫描显示一个视网膜脱离的尖峰。

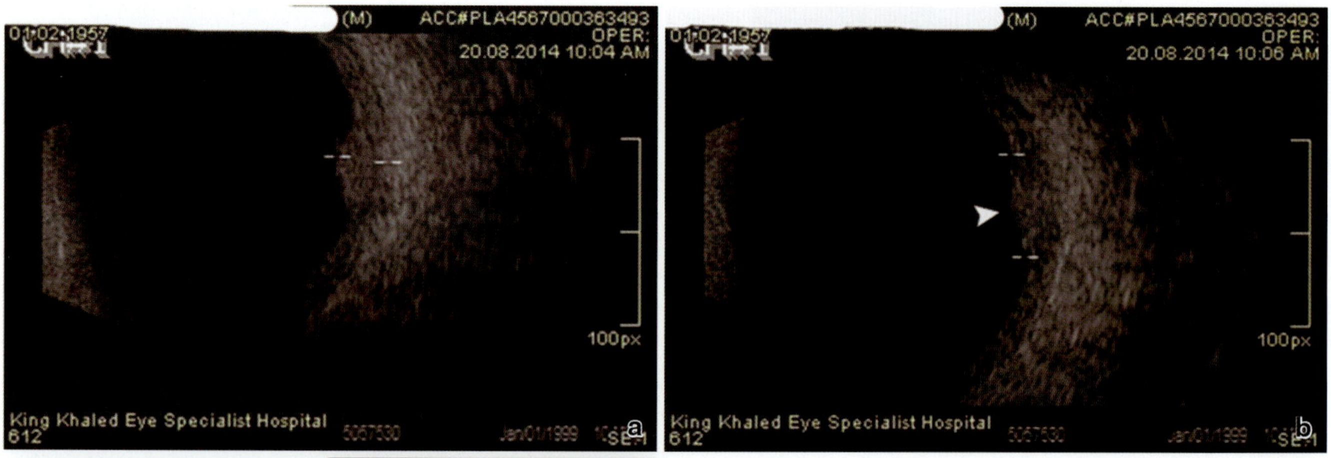

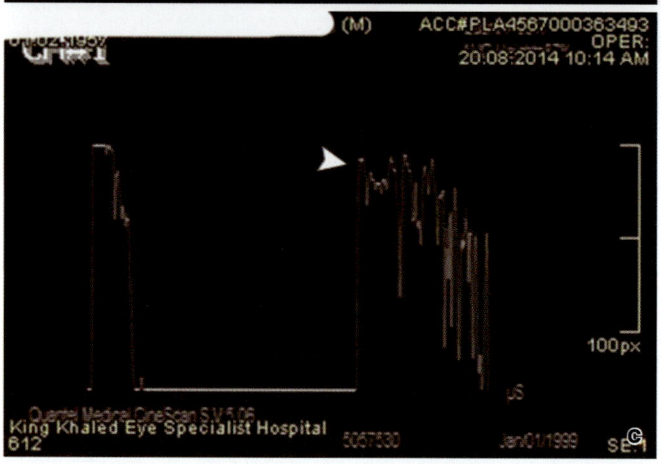

图 5.2　脉络膜血管瘤。一例 61 岁的男性患者，右眼有脉络膜血管瘤伴黄斑渗出病史，接受了全剂量的光动力疗法后，视网膜下积液消失，视力恢复到 20/20。(a)轴向 B 型扫描显示病变使黄斑升高 3.29mm。(b)同一只眼的轴向 B 型扫描显示病变的横向大小为 7.4mm(白色三角所示)。(c)同一只眼的 A 型扫描显示病变内具有高反射率(白色三角所示)。

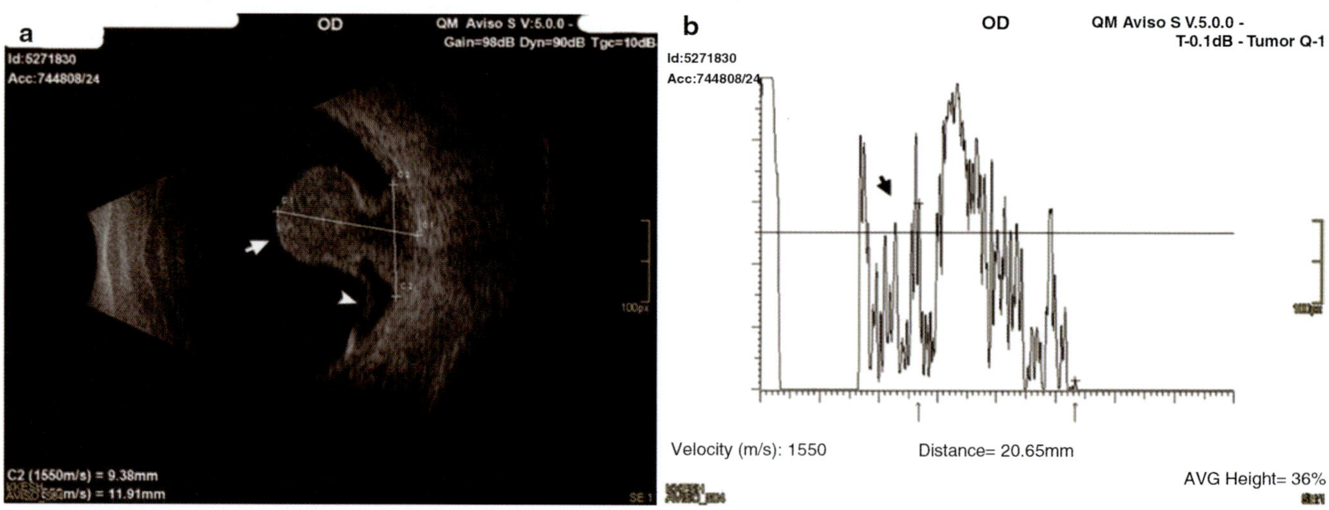

图 5.3　脉络膜黑色素瘤。一例 61 岁的男性患者，有保留眼睑摘除脉络膜黑色素瘤的病史，全身检查结果显示无转移。(a)术前的颞上横向 B 型扫描显示一个蘑菇状病灶(白色箭头所示)，伴有继发性黄斑脱离(白色三角所示)。(b)同一只眼的 A 型扫描显示病变内具有低反射率(黑色箭头所示)。

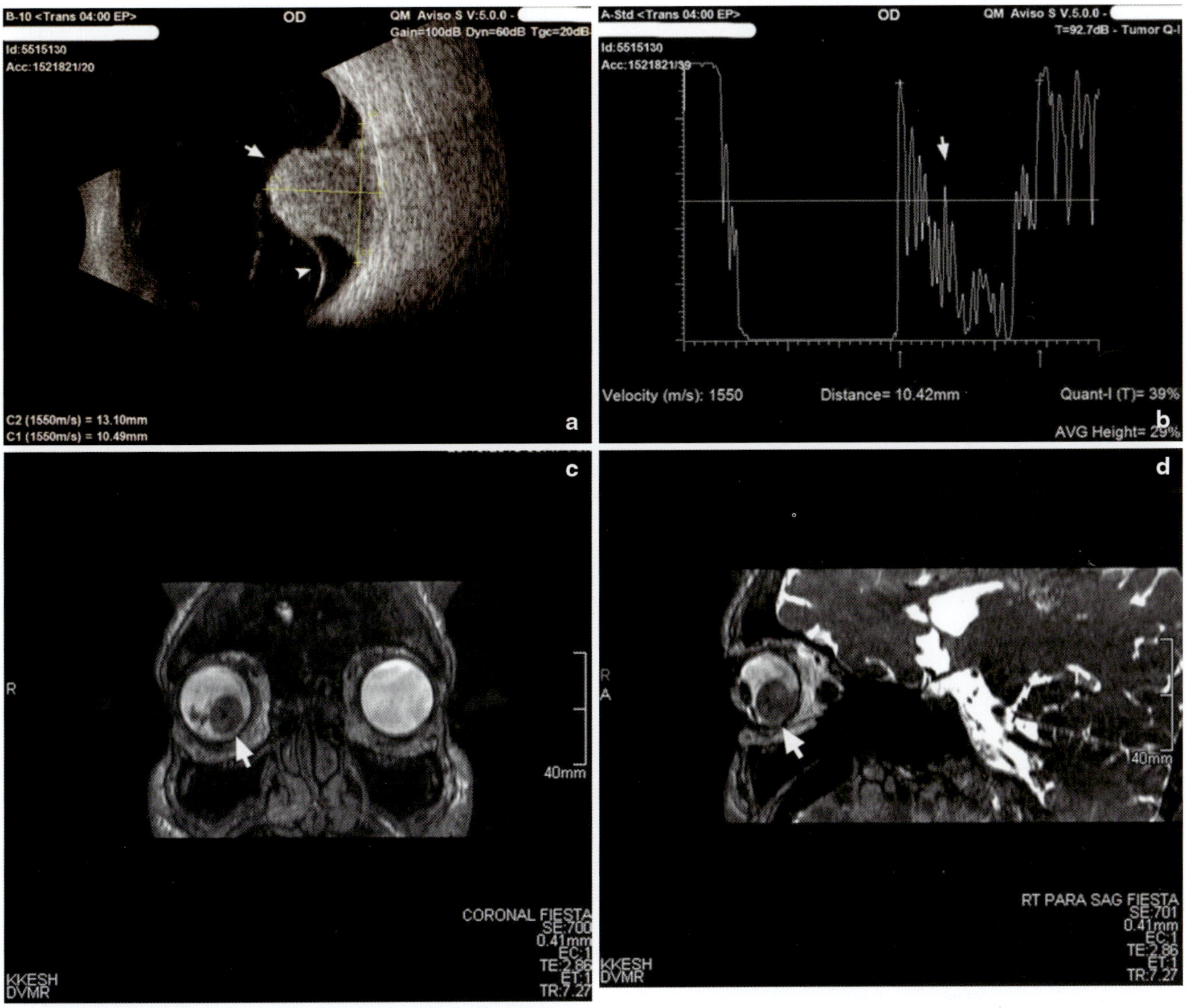

图 5.4 脉络膜黑色素瘤。一例 64 岁的男性患者，有脉络膜黑色素瘤，接受了眼球摘除术，全身检查结果显示无转移。(a)术前的鼻下横向 B 型扫描显示一个蘑菇状病灶(白色箭头所示)，伴有继发性黄斑脱离(白色三角所示)。(b)同一只眼的 A 型扫描显示病变内具有低到中等反射率(白色箭头所示)。(c)同一只眼的 MRI 冠状位扫描显示眼内肿瘤低信号(白色箭头所示)。(d)同一只眼的 MRI 矢状位扫描显示眼内肿瘤低信号，无巩膜侵犯(白色箭头所示)。

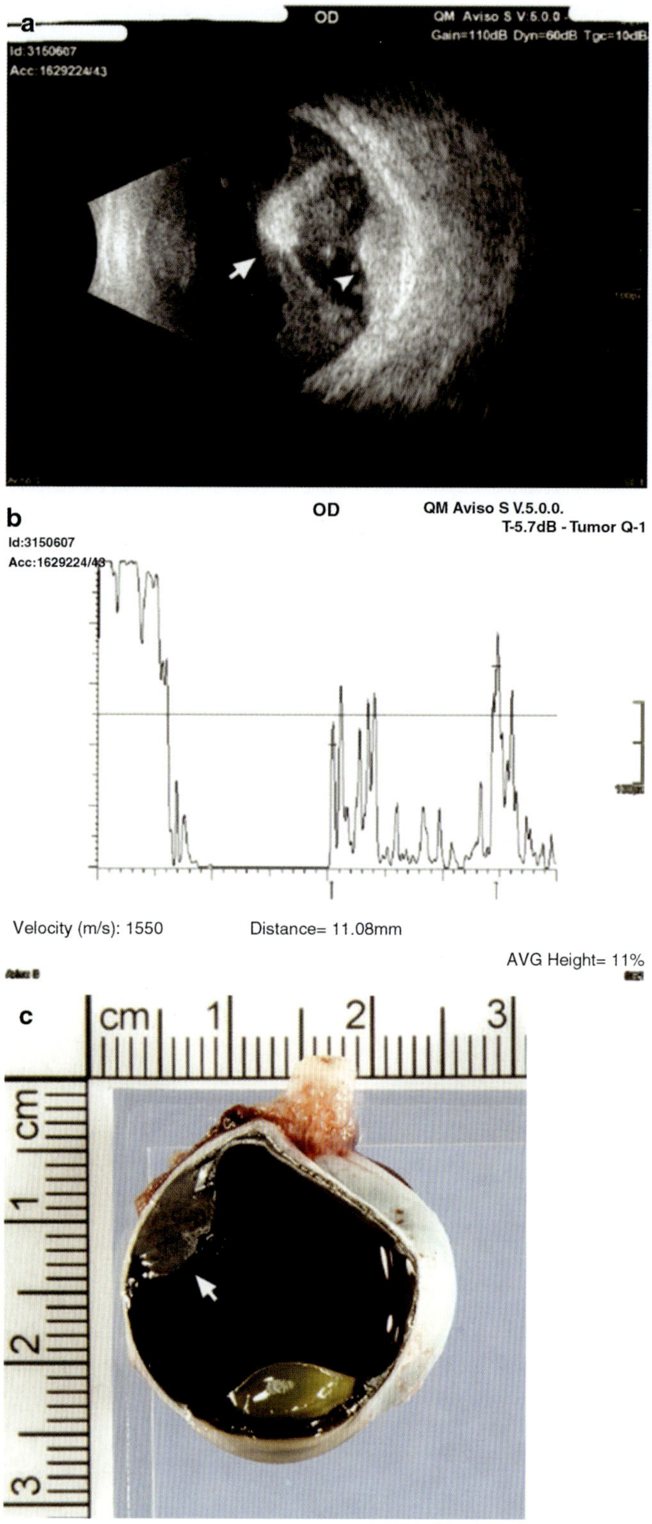

图 5.5 脉络膜黑色素瘤。一例男性患者因玻璃体积血导致右眼视力下降，眼底无法观察。(a)B 型扫描显示视网膜脱离伴出血(白色箭头所示)，并伴有脉络膜下肿块(白色三角所示)。(b)同一只眼的 A 型扫描显示病灶内低至中等的反射率，内部结构规则。(c) 摘除眼球后的大体病理图像显示黑色素瘤肿块(白色箭头所示)。

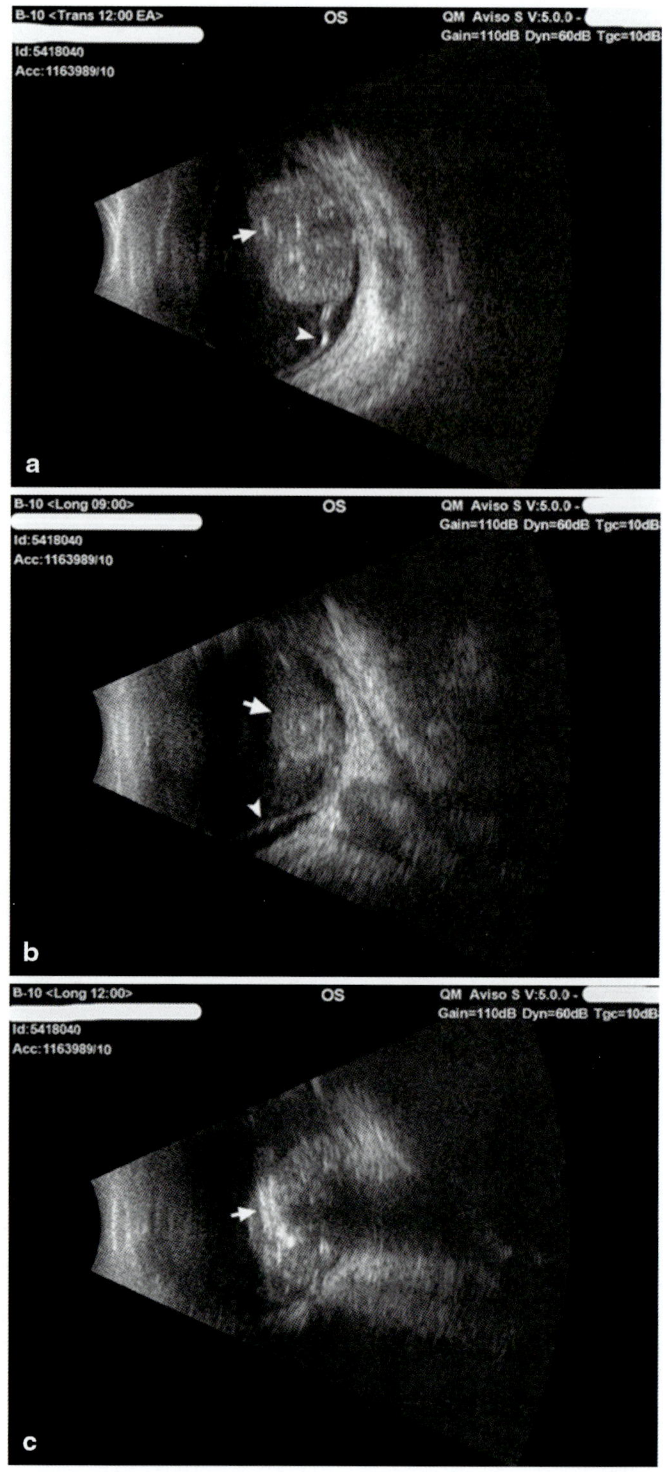

图 5.6 单侧视网膜母细胞瘤。一名 3 岁男童因散发性视网膜母细胞瘤接受了左眼摘除术。(a)既往的上方横向 B 型扫描显示出一个大的(12mm×12mm)钙化病灶(白色箭头所示)，伴有继发性视网膜脱离(白色三角所示)。脑部和眼眶 MRI 检查未见视神经或颅内侵犯。(b)同一只眼的鼻侧纵向 B 型扫描显示肿瘤的玻璃体内侵犯(白色箭头所示)，伴有继发性视网膜脱离(白色三角所示)。(c) 同一只眼的上方纵向 B 型扫描显示肿瘤钙化(白色箭头所示)，形成阴影。

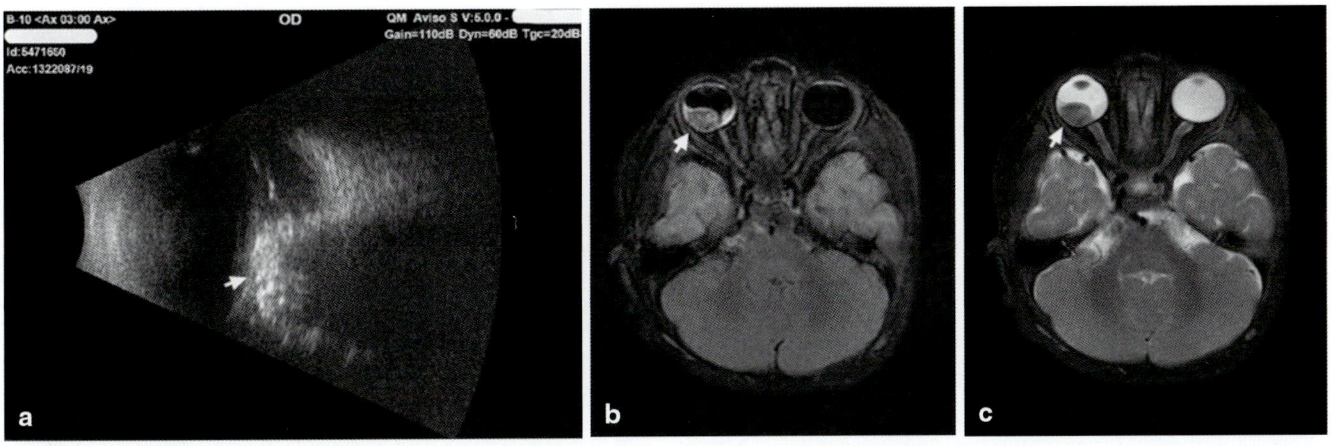

图 5.7　单侧视网膜母细胞瘤。一名 1 岁男孩在临床检查中被发现疑似视网膜母细胞瘤。(a)轴向 B 型扫描显示一个大(15mm×10mm)的钙化病灶(白色箭头所示),伴继发性阴影。(b)脑部和眼眶的 T1 加权 MRI 显示肿瘤(白色箭头所示)出现微小的钙化。静脉注射对比剂后,出现轻度后巩膜葡萄肿和轻微的巩膜变薄,但没有巩膜转移的迹象。(c)脑部和眼眶的 T2 加权 MRI 显示肿瘤的低强度信号(白色箭头所示),伴有轻度后巩膜葡萄肿和轻微的巩膜变薄,但没有证据表明视神经后层浸润。

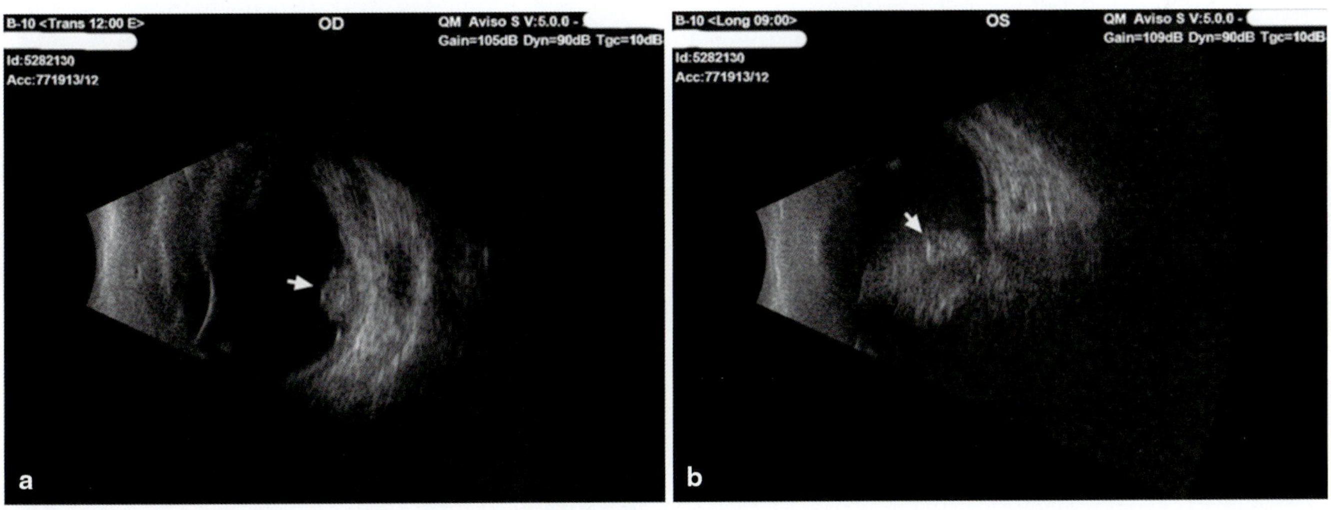

图 5.8　双侧视网膜母细胞瘤。一名患有双侧视网膜母细胞瘤的 3 岁女孩接受了 9 个周期的化疗,静脉注射卡铂,并接受了双侧经瞳孔激光疗法。(a)右眼的上方横向 B 型扫描显示肿瘤病灶(白色箭头所示)。(b)该患者的左眼纵向 B 型扫描显示了钙化的实体肿瘤病灶(白色箭头所示)。

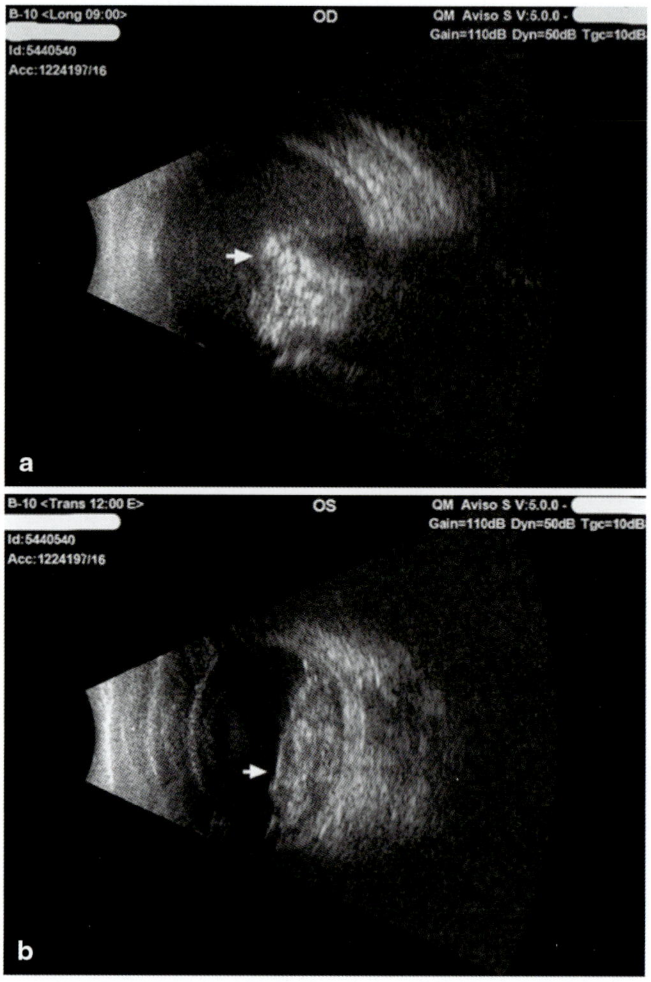

图 5.9 双侧视网膜母细胞瘤。一名 3 岁男孩被诊断出患有双侧视网膜母细胞瘤。右眼显示虹膜红变。脑部和眼眶 MRI 显示后巩膜葡萄肿，视神经筛板后部浸润深度为 2mm，以及多灶性脉络膜浸润。(a)右眼颞侧纵向 B 型扫描显示玻璃体内肿瘤钙化和致密玻璃体混浊(白色箭头所示)，对该眼球进行了摘除手术。(b)该患者的左眼上方横向 B 型扫描显示玻璃体腔内的大型肿瘤(白色箭头所示)。脑部和眼眶的 MRI 显示后巩膜葡萄肿和脉络膜局部增厚，但没有巩膜或眼外转移。没有异常的颅内增强或脑脊液播散。

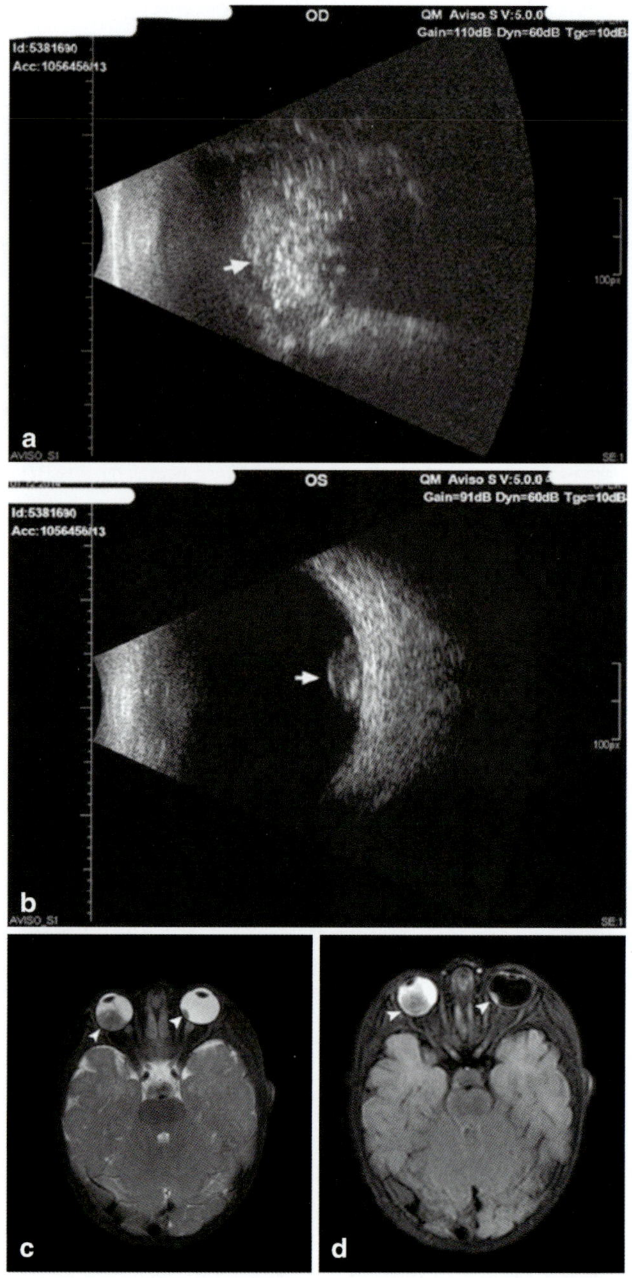

图 5.10 双侧视网膜母细胞瘤。一名 6 个月大的婴儿在麻醉下检查时被诊断出患有双侧视网膜母细胞瘤。右眼出现虹膜红变。(a)右眼颞侧横向 B 型扫描显示一个几乎填满整个玻璃体腔的大型病灶，并有钙化(白色箭头所示)。(b)该患者左眼鼻侧横向 B 型扫描显示有一个带有钙化的小病灶(白色箭头所示)，没有发现其他部位的播散。该眼接受了玻璃体腔内美法仑注射。(c)脑部和眼眶 T2 加权 MRI 显示低信号病灶填充了右眼的大部分玻璃体腔(白色三角所示)。前房较浅，有视神经筛板后部浸润的可能。左侧有一个直径为 7.0mm×4.0mm 的带有一些低强度信号的单灶性肿块(白色三角所示)。没有巩膜外转移或颅内受累的证据。(d)脑部和眼眶 T1 加权 MRI 显示右眼有相同的中等信号病灶(白色三角所示)，以及左侧有一个小的视网膜母细胞瘤(白色三角所示)。

参考文献

1. Byrne SF, Green RL. Ultrasound of the eye and the orbit. 2nd ed. Philadelphia: Mosby; 2002. p. 544.
2. DiBernardo C, Greenberg EF. Ophthalmic ultrasound: a diagnostic atlas. Thieme New York-Stuttgart: Thieme; 2007.
3. Singh AD, Hayden BC. Ophthalmic ultrasonography. Philadelphia: Elsevier Saunders; 2012.
4. Verbeek AM, Koutentakis P, Deutman AF. Circumscribed choroidal hemangioma diagnosed by ultrasonography. A retrospective analysis of 40 cases. Int Ophthalmol. 1995–1996;19:185–9.
5. Mashayekhi A, Shields CL. Circumscribed choroidal hemangioma. Curr Opin Ophthalmol. 2003;14:142–9.
6. Pavlin CJ, McWhae JA, McGowan HD, Foster FS. Ultrasound biomicroscopy of anterior segment tumors. Ophthalmology. 1992;99:1220–8.
7. Conway RM, Chew T, Golchet P, Desai K, Lin S, O'Brien J. Ultrasound biomicroscopy: role in diagnosis and management in 130 consecutive patients evaluated for anterior segment tumors. Br J Ophthalmol. 2005;89:950–5.
8. Koch A, Gerke E, Hopping W. Echography in retinoblastoma. Graefes Arch Clin Exp Ophthalmol. 1983;221:27–30.
9. Sterns GK, Coleman DJ, Ellworth RM. The ultrasonographic characteristics of retinoblastoma. Am J Ophthalmol. 1974;78:606–11.

第 6 章

视神经

Abdulrahman H. Algaeed ,Igor Kozak

B 超是一种经济、快速、实用的方法,能可靠地诊断视神经的许多疾病和病理情况。大多数通过超声检查诊断的疾病定位于视盘和视神经前部。B 超是视盘玻璃膜疣首选的成像方法，比眼眶 CT 和眼底照相更敏感(图 6.1)[1]。超声还可检测到视盘水肿和视杯扩大(图 6.2 至图 6.5),但定量分析的准确性不如光学相干断层扫描等其他方法。

超声检查可辅助诊断眼外伤，如视神经撕脱伤，即视神经强行与视网膜、脉络膜和玻璃体分离,筛板从巩膜边缘回退。如果伴有玻璃体积血,诊断可能会很困难(图 6.6 和图 6.7)。如果在神经和眼球交界处有一个低回声区,则可能是完全分离[2,3]。“网膜阶梯征”指的是水肿的视网膜向裸露的脉络膜过渡的迹象,也是视神经撕脱的另一个表现[4]。

近年来,与 CT 相比,眼部超声在检测颅内压升高方面显示出良好的准确性。测量视神经鞘的扩张已被证明是可重复且低成本的无创方法,可以帮助快速干预 ICP 升高的患者,帮助没有 CT 设备的医疗机构,在部分情况下能替代 CT 用于病情监测[5]。

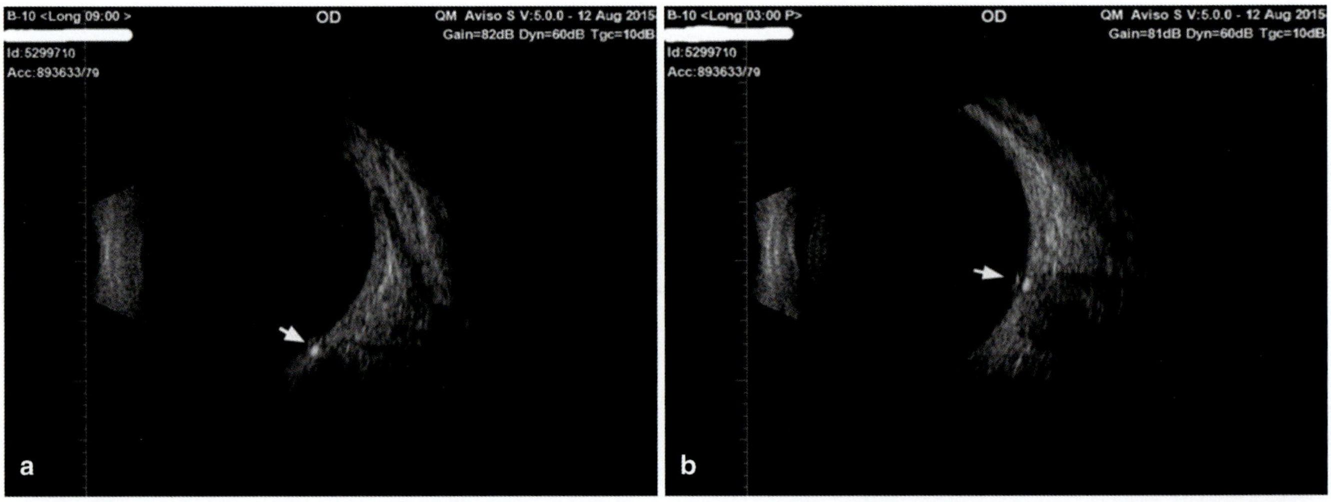

图 6.1　视盘玻璃膜疣。一名 5 岁男孩因视野缺损和视盘隆起临床上怀疑埋藏性视神经玻璃膜疣就诊。(a)黄斑纵向 B 型扫描显示视神经内的强回声玻璃膜疣(白色箭头所示)。(b)同一只眼的纵向反向 B 型扫描证实视神经内的强回声玻璃膜疣(白色箭头所示)。

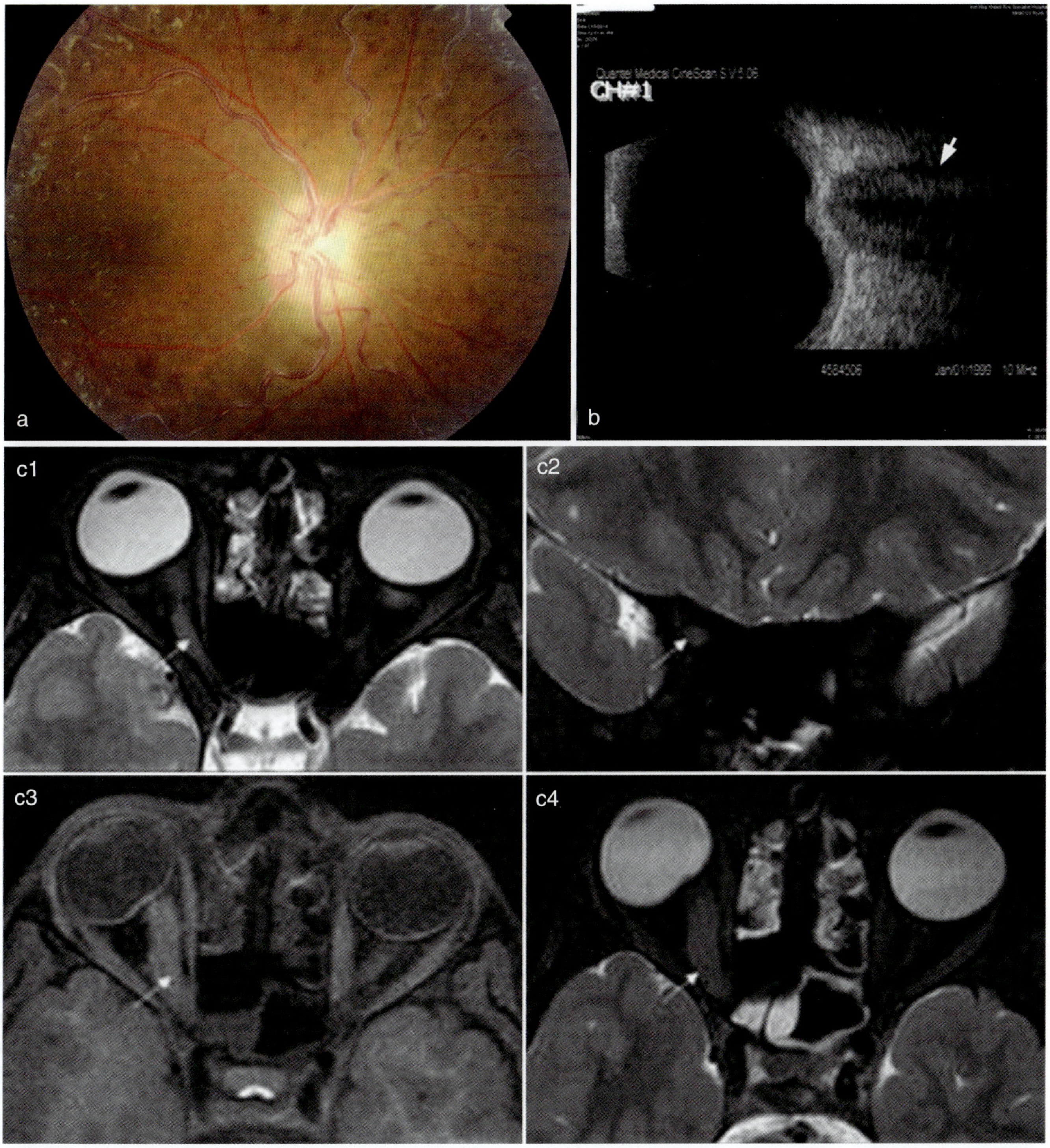

图 6.2 视神经胶质瘤伴视盘水肿和静脉阻塞。一名 9 岁男孩因 1 年前的右眼钝挫伤导致视力呈光感。(a)眼底彩照显示视盘水肿,视网膜血管迂曲,提示视网膜中央静脉阻塞,荧光素血管造影证实了这一点。(b)同一只眼的 B 超图像显示视盘水肿和神经周围间隙增宽(白色箭头所示)。(c)该患者的眼眶和脑部 MRI 图像(基线,c1 和 c2)和随访(c3~c8)显示沿眶内部分的视神经增厚(白色和黑色箭头所示)和轨道征,即视神经在两侧视神经鞘强化区域的背景下表现为低回声,具有电车轨道样外观,这种表现高度提示胶质瘤。患儿父母拒绝手术切除和活检。(待续)

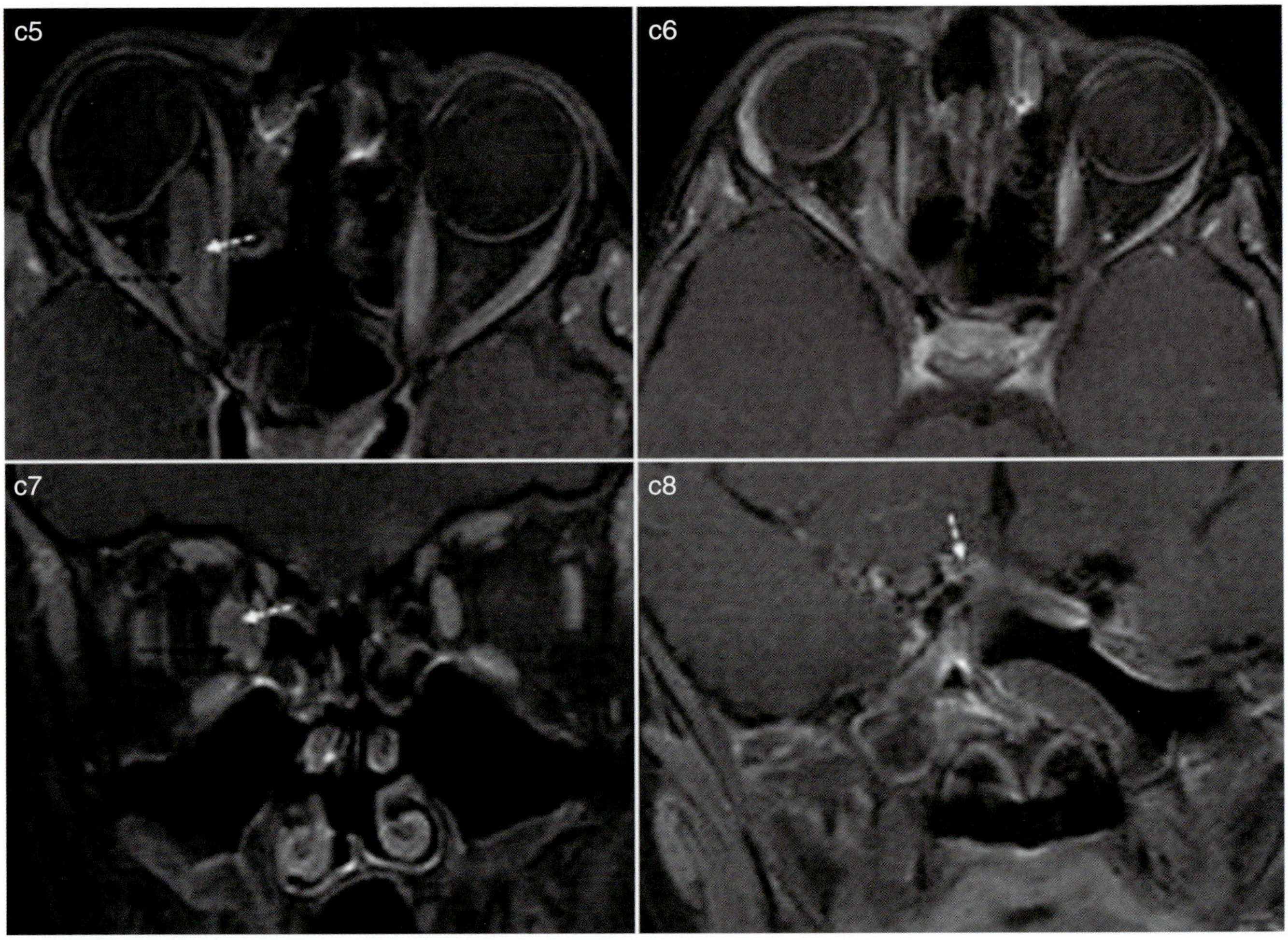

图 6.2（续）

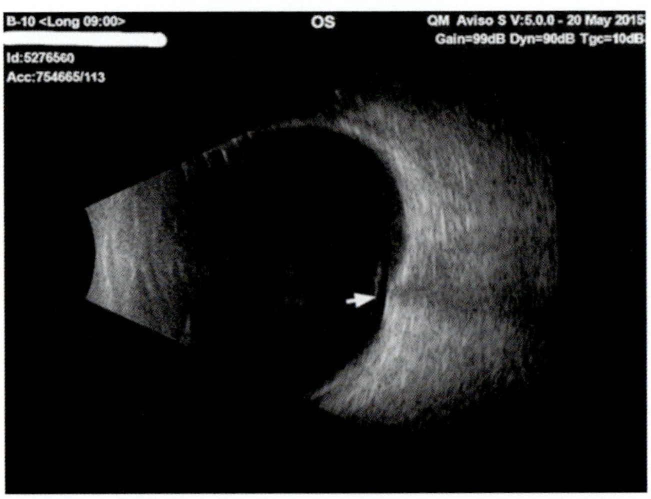

图 6.3 视盘水肿。一例 32 岁的女性患者，中心视力保持正常，出现特发性视盘水肿，ICP 正常。纵向 B 型扫描显示视神经头部隆起超过基准线（白色箭头所示），前方有玻璃体后脱离（白色箭头尖端所示）。

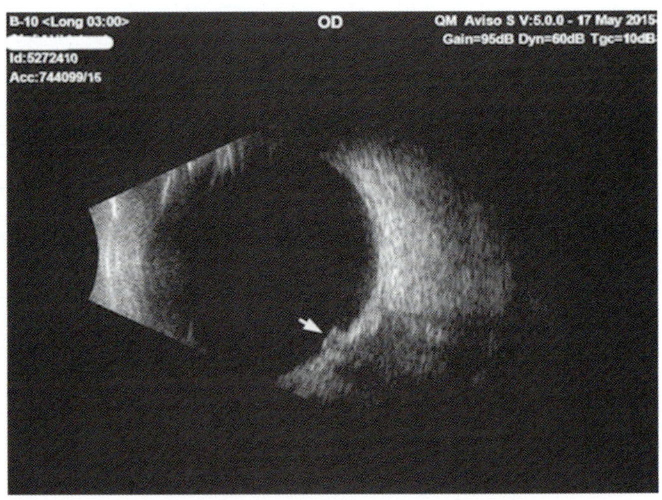

图 6.4 一例 62 岁的糖尿病患者，部分视盘水肿，伴有部分传入性瞳孔阻滞和中心视力减退。纵向 B 型扫描显示一半视神经头部隆起超过基准线（白色箭头所示）。临床表现怀疑为非动脉炎性前部缺血性视神经病变。

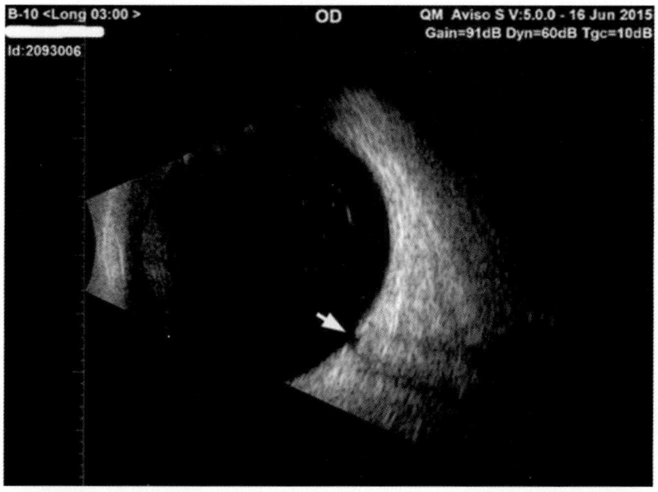

图 6.5 视杯扩大。一例 54 岁的青光眼患者出现双侧杯盘比增大。右眼纵向 B 型扫描显示明显的视杯扩大和筛板回退（白色箭头所示）。

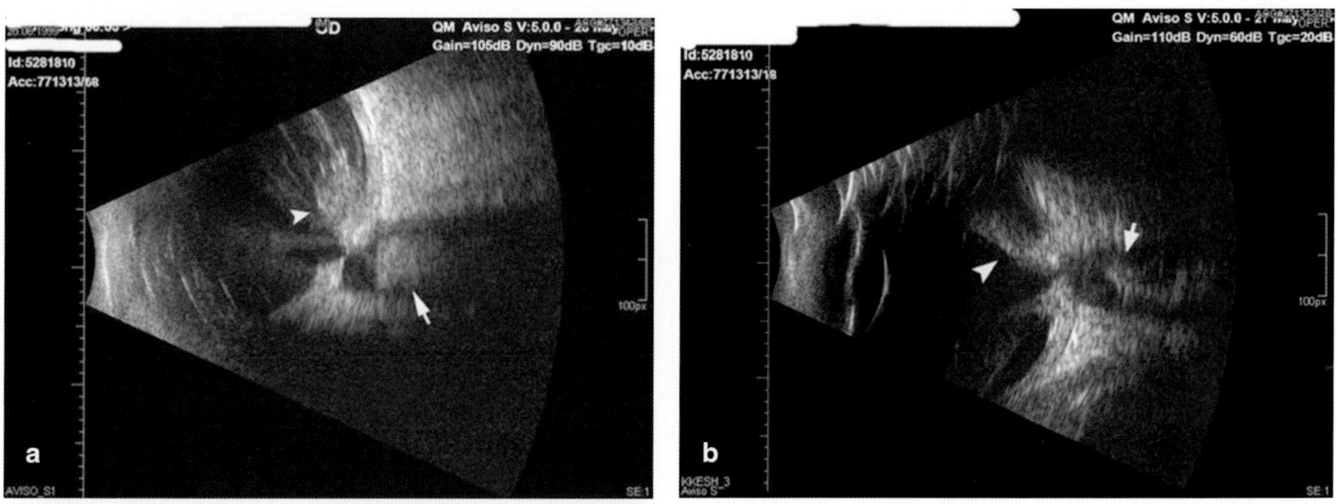

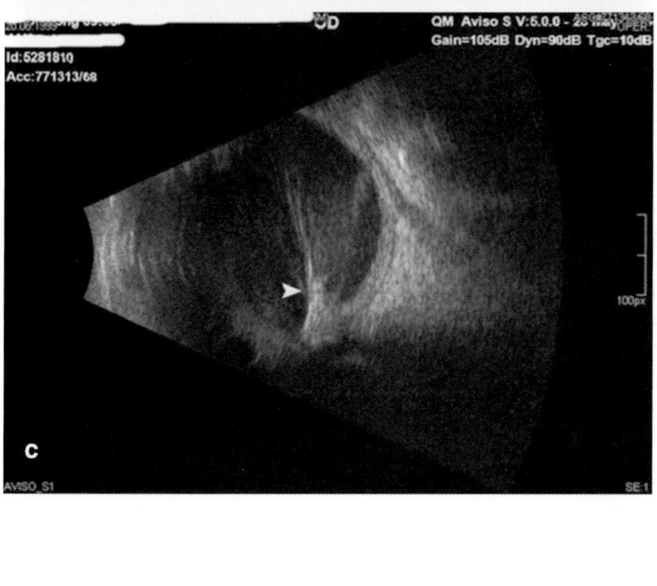

图 6.6 外伤性视神经撕脱。一例 18 岁的男性患者在一次交通事故后出现多处面部骨折和右眼无光感。检查发现右眼知觉性外斜视，IOP 为 5mmHg；左眼正常。(a)B 型扫描显示撕脱的视神经前部增宽（白色箭头所示）和漏斗状玻璃体积血（白色三角所示）。(b)轴位 B 型扫描显示视神经增宽（白色箭头所示），视神经撕脱前方（白色三角所示）出现低回声和漏斗状玻璃体积血。(c)同一只眼的横向 B 型扫描显示视神经头部区域（白色三角所示）有系统的漏斗状玻璃体积血。（待续）

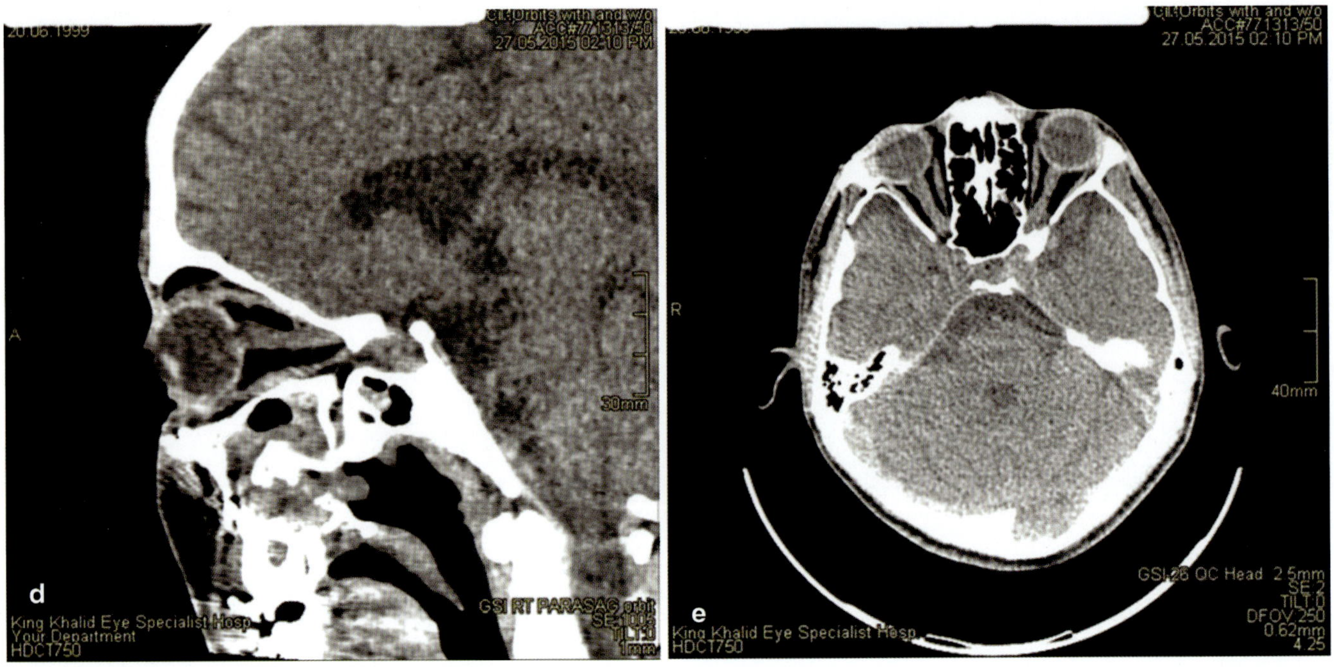

图 6.6(续) (d,e)该患者头颅和眼眶的 CT 显示视神经近端部分从巩膜撕脱。

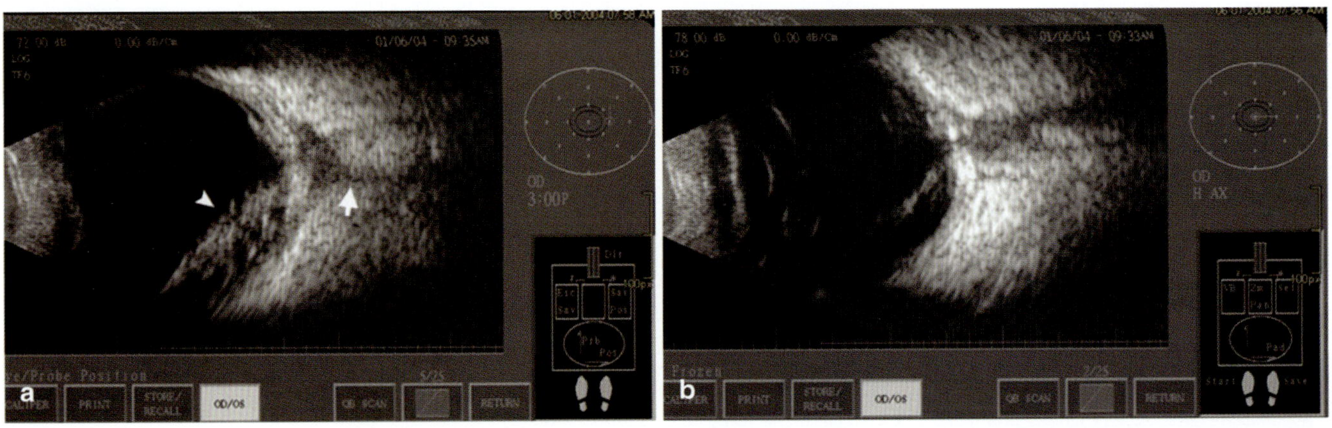

图 6.7 一例 24 岁的男性患者,在眼部钝挫伤后呈无光感。(a)B 型扫描显示视神经呈低反射增宽,巩膜处有明显的离断区域,视神经头周围有出血(白色箭头所示)。从视神经向玻璃体延伸的中度玻璃体积血,鼻下视网膜浅脱离伴致密视网膜下出血(白色三角所示)。(b)同一只眼的轴位 B 型扫描显示视神经脱位和玻璃体积血。

参考文献

1. Kurz-Levin MM, Landau K. A comparison of imaging techniques for diagnosing drusen of the optic nerve head. Arch Ophthalmol. 1999;117:1045–9.
2. Chaudry IA, Shamsi FA, Al-Sharif A, Elzaridi E, Al-Rashed W. Optic nerve avulsion from door-handle trauma in children. Br J Ophthalmol. 2006;90:844–6.
3. Sawhney R, Kochhar S, Gupta R, Jain R, Sood S. Traumatic optic nerve avulsion: role of ultrasonography. Eye. 2003;17:667–70.
4. Kline LB, McCluskey MM, Skalka HW. Imaging techniques in optic nerve evulsion. J Clin Neuroophthalmol. 1988;8:281–2.
5. Ohle R, McIsaac SM, Woo MY, Perry JJ. Sonography of the optic nerve sheath diameter for detection of raised intracranial pressure compared to computed tomography: a systemic review and meta-analysis. J Ultrasound Med. 2015;34:1285–94.

第 7 章

巩膜、睫状体、眼前节

Abdulrahman H. Algaeed，Igor Kozak

眼科超声检查已成功应用于眼前节结构的成像，如结膜、巩膜、虹膜、睫状体等，并且可以提供睫状体平坦部之前的眼部结构的高分辨率成像。最常用的技术是 UBM 扇形扫描，使用高频率（50MHz）探头提供可重复的横断面图像。作为一种接触成像技术，UBM 检查需要应用耦合剂来提高图像分辨率，图像分辨率可能为 40~70μm，并且需要有经验的检查者，检查角度及视野在一定程度上受限于标准 B 型扫描[1-4]。

UBM 是青光眼的辅助诊断工具，可以评估房角和睫状体的形态[5,6]。通过观察睫状体平坦部、睫状体炎性假膜和伴随睫状体脱离产生的脉络膜上腔积液，可以诊断和监测葡萄膜炎。UBM 还可以用于鉴别巩膜炎与巩膜外层炎[7]，以及眼部肿瘤检测和肿瘤生长监测[8]。作为一种术前评估工具，UBM 还可为青光眼和屈光手术提供必要的结构信息，白到白、沟到沟及前房深度的测量为术前提供了重要的定量信息。

一些新技术，如眼前节光学相干断层扫描（AS-OCT）提供了非常高分辨率的眼前节结构。然而，UBM 的主要优势是能够可视化虹膜后的解剖结构，还包括睫状体和晶状体。本章提供各种临床病例（图 7.1 至图7.20）。

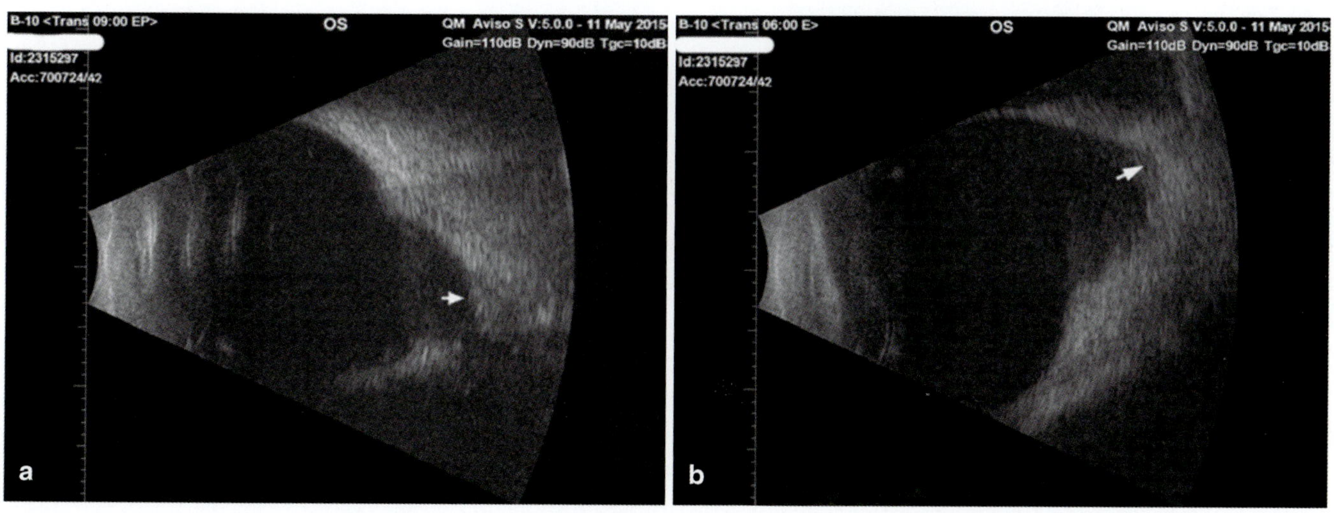

图 7.1 近视后巩膜葡萄肿。（a）高度近视眼的横向 B 型扫描显示了一个近视的大眼球伴大范围后巩膜葡萄肿（白色箭头所示）和视物显大症。（b）同一只眼的下方横向 B 型扫描显示一个近视的大眼球伴大范围后巩膜葡萄肿（白色箭头所示）。

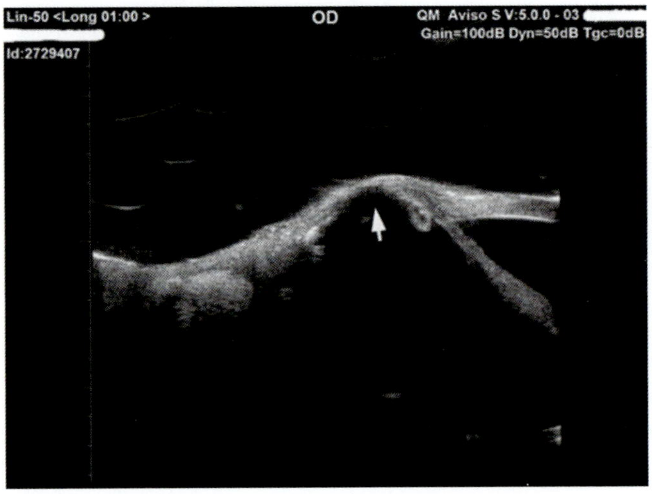

图 7.2 前巩膜葡萄肿。一例 32 岁的男性患者，右眼有多次视网膜脱离复位手术史，为无晶状体眼，患有继发性房角后退型青光眼，视力为手动，IOP 为 42mmHg。UBM 扫描显示前巩膜变薄和葡萄肿（白色箭头所示）。

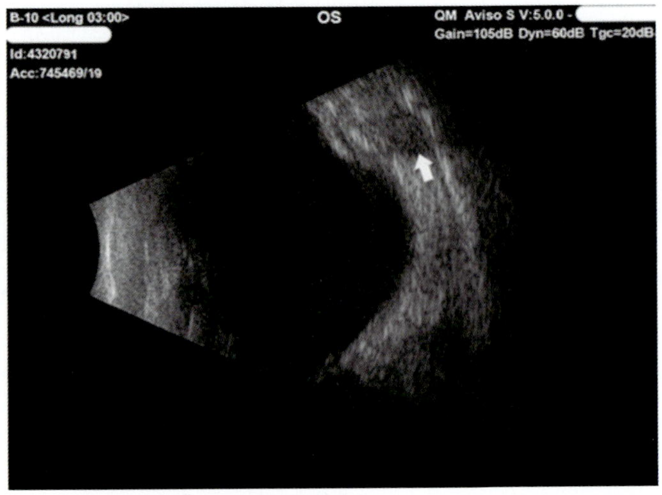

图 7.3 巩膜扣带术（硅胶海绵）。视网膜脱离后使用海绵材料进行巩膜扣带术治疗后的眼，颞侧纵向 B 型扫描显示低回声扣带植入物（白色箭头所示）使附着处视网膜凹陷。

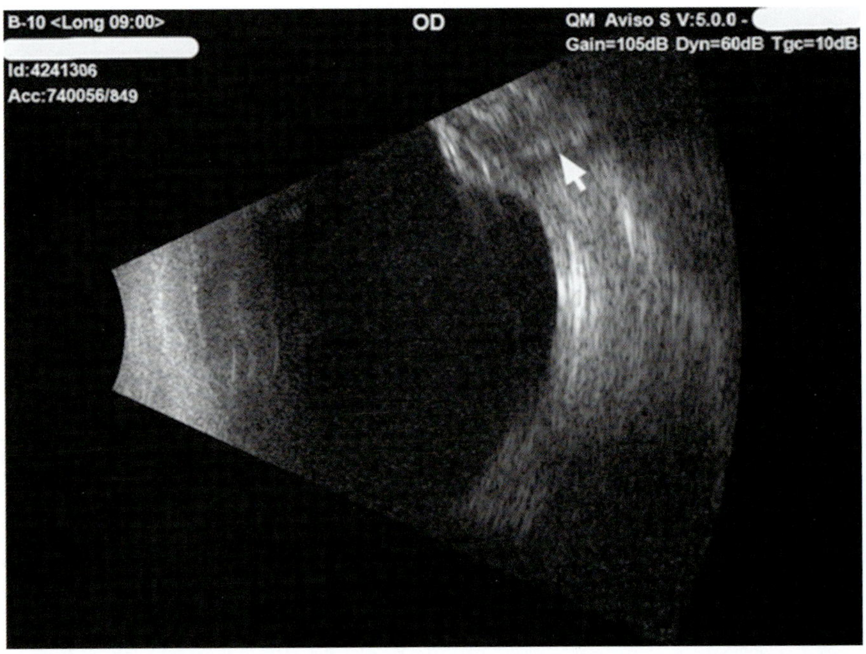

图 7.4 巩膜扣带术（硅胶带条带）。视网膜脱离后使用硅胶条带行巩膜扣带术治疗后的眼，颞侧纵向 B 型扫描显示一个高回声扣带植入物（白色箭头所示）压陷了与之相连接的视网膜。增益低于图 7.3 的硅胶海绵材料。

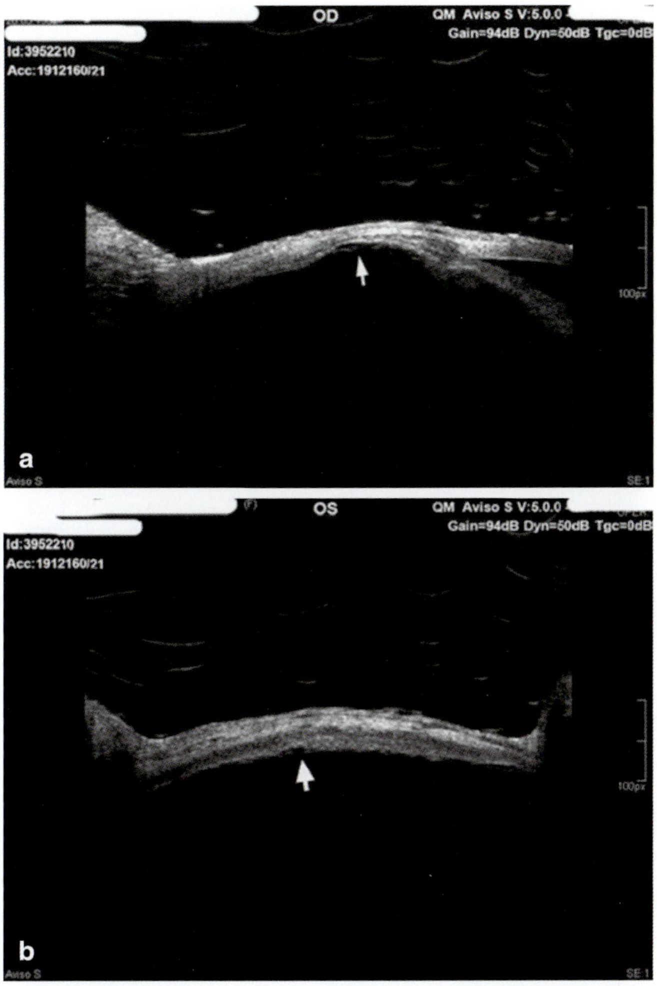

图 7.5 前部巩膜炎。一例 65 岁的女性患者，有心脏手术史，曾因双眼巩膜炎接受全身药物治疗，但已停药。(a)右眼视力 20/70，IOP 为 18mmHg。临床表现为上方和颞侧巩膜变薄。右眼的 UBM 成像显示结膜增厚，但巩膜极薄(白色箭头所示)(非活动性巩膜炎)。(b)该患者左眼上方和鼻侧疼痛，左眼视力为 20/70，IOP 为 16mmHg。临床表现为上方和鼻侧巩膜增厚。左眼的 UBM 成像显示结膜增厚伴囊肿，但巩膜薄(白色箭头所示)(活动性巩膜炎)。

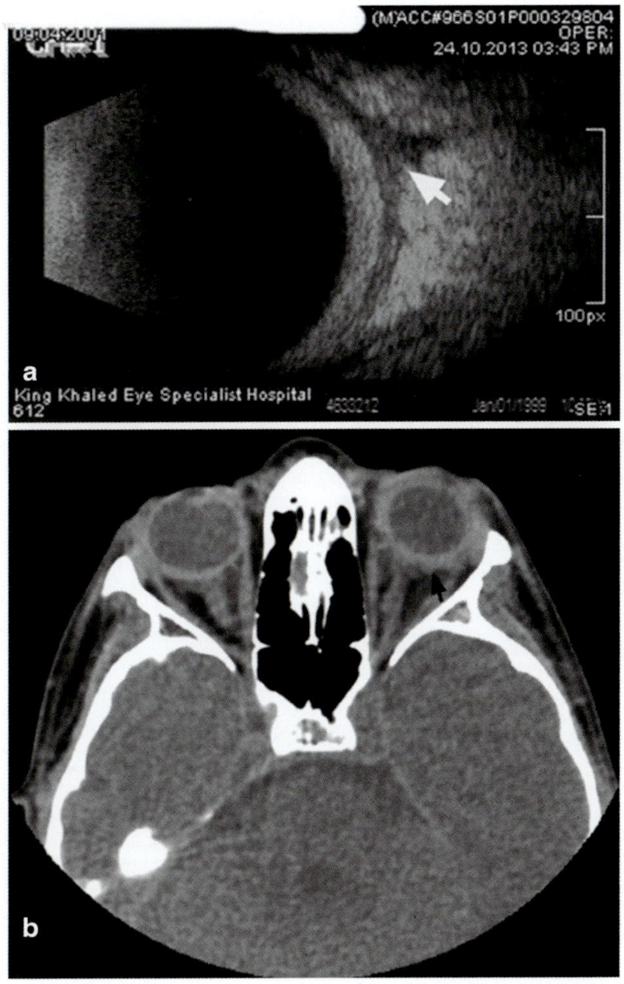

图 7.6 后部巩膜炎。一例 16 岁患者，结膜下注射后轻度眼球突出，结膜充血和视乳头水肿，疑似特发性后极部巩膜炎，未依从治疗。左眼视力为 20/30，IOP 为 13mmHg。(a)轴向 B 型扫描显示弥漫性眼球壁增厚和典型 T 征(白色箭头所示)。(b)该患者的眼眶 CT 显示左眼弥漫性眼球壁增厚，沿后巩膜弥漫性增厚并延伸至视神经头(黑色箭头所示)。没有脓肿形成的迹象，眼外肌无明显异常。

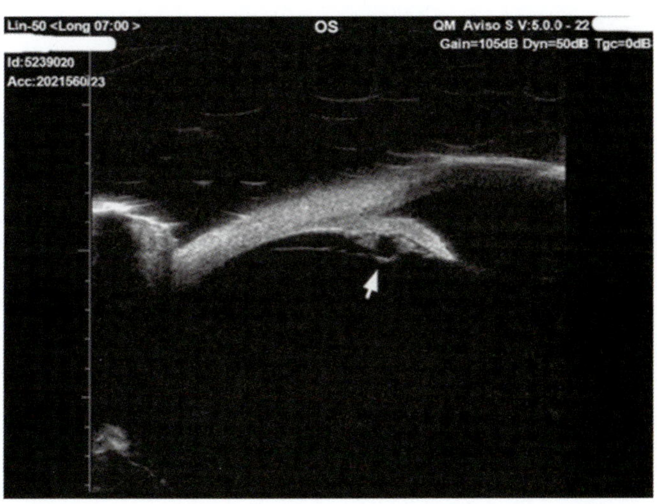

图 7.7 睫状体囊肿。UBM 扫描显示睫状体囊肿(白色箭头所示)，无功能性影响。

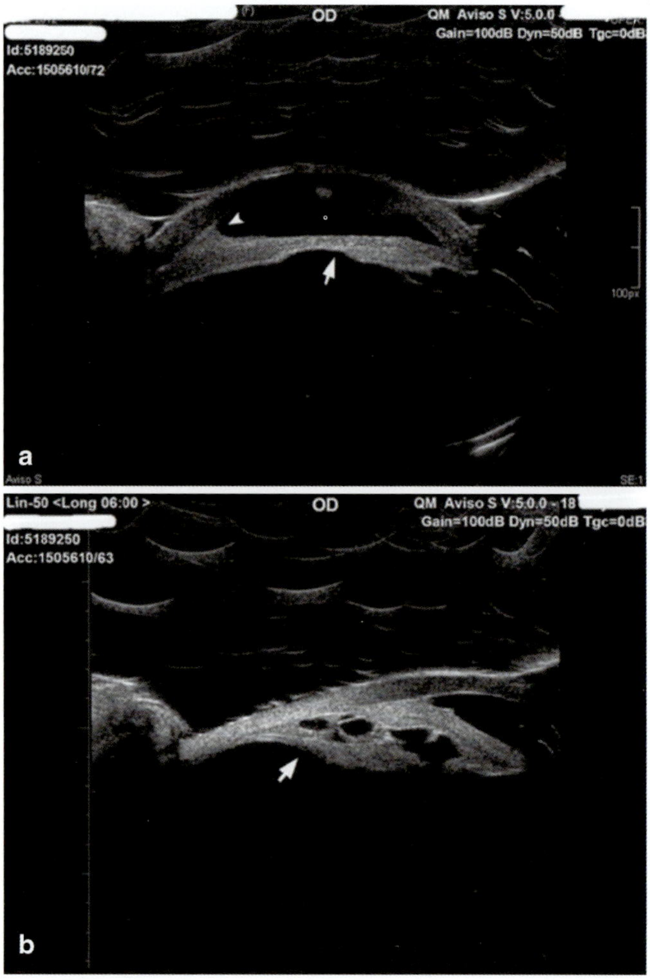

图 7.8 虹膜/睫状体脱离。一名 6 岁儿童，因青光眼引流术后出现无晶状体性青光眼和角膜混浊就诊。视力手动/2ft（1ft=0.3048m）。(a)UBM 扫描显示虹膜肥厚遮挡瞳孔（白色箭头所示）及下方房角关闭（白色三角所示）。(b)纵向 UBM 扫描显示睫状体脱离（白色箭头所示）和虹膜囊肿。

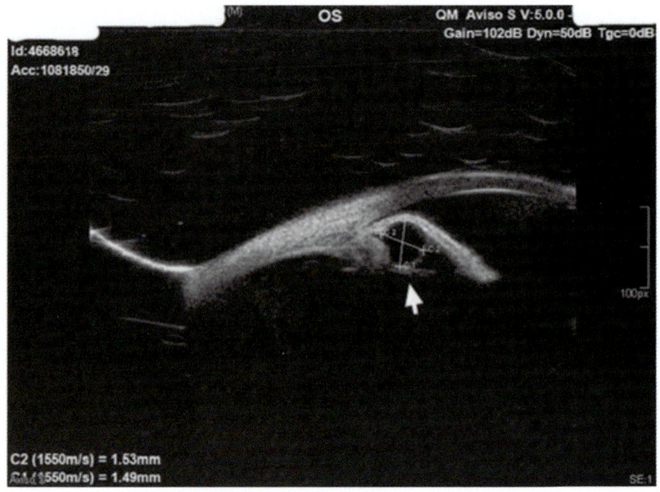

图 7.9 虹膜囊肿。一例 24 岁的男性患者，左眼视力为 20/50，IOP 为 14mmHg。临床表现为局部房角关闭。UBM 扫描显示一个大的虹膜囊肿（白色箭头所示）推动虹膜，导致房角关闭。对囊肿大小进行连续测量以监测病情进展。

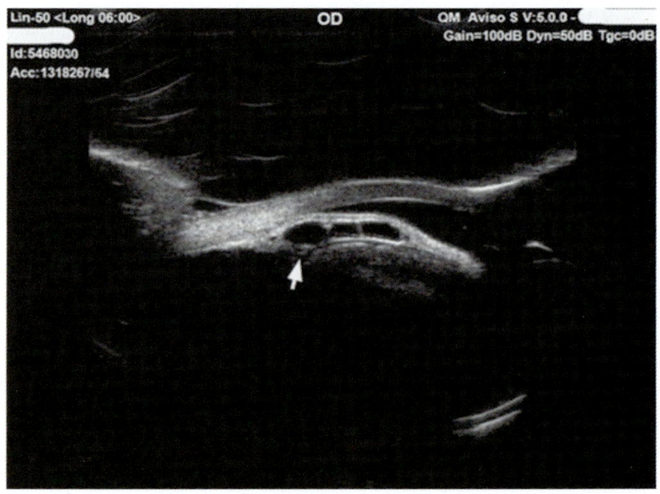

图 7.10 虹膜囊肿。一例右眼房角关闭患者的 UBM 扫描显示多腔的巨大虹膜囊肿（白色箭头所示）推动虹膜关闭房角。对囊肿大小进行连续测量以监测病情进展。

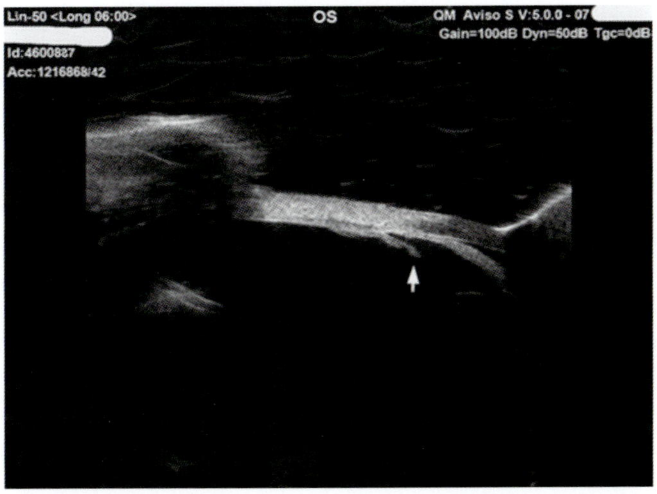

图 7.11　睫状体旋转。对患者有闭角型青光眼病史的左眼进行的 UBM 纵向下方扫描显示前房浅，睫状体向前旋转 360°（白色箭头所示）。

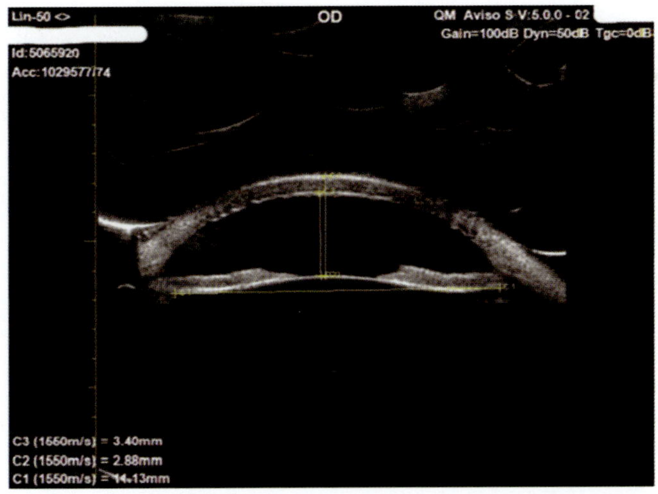

图 7.13　沟到沟测量。ICL 植入术前 UBM 扫描测量睫状沟至睫状沟距离和前房深度。

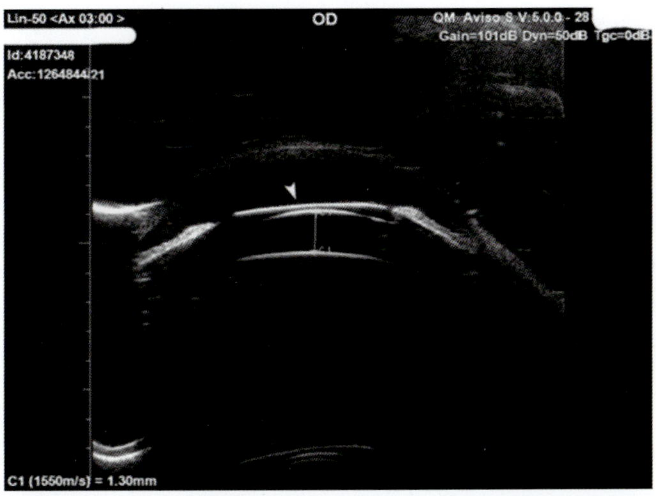

图 7.12　前房型人工晶状体（ICL）偏位。一例右眼近视行 ICL 植入史的 22 岁女性患者，UBM 轴向扫描显示 ICL（白色三角所示）角度倾斜和颞侧偏位。

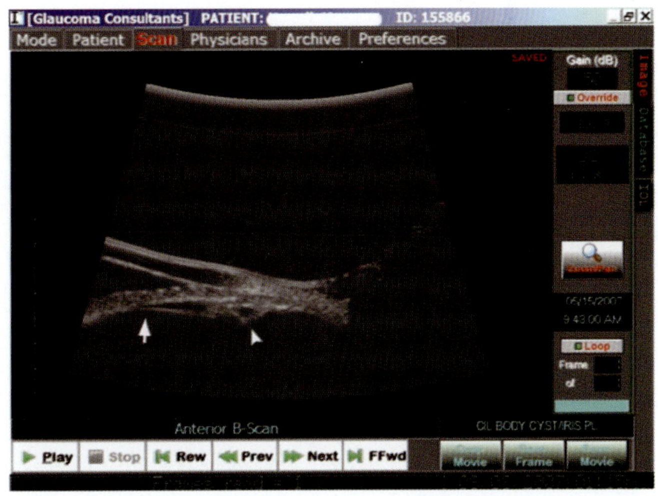

图 7.14　高褶虹膜综合征。UBM 扫描显示睫状体囊肿（白色三角所示）和平台状虹膜（白色箭头所示）。

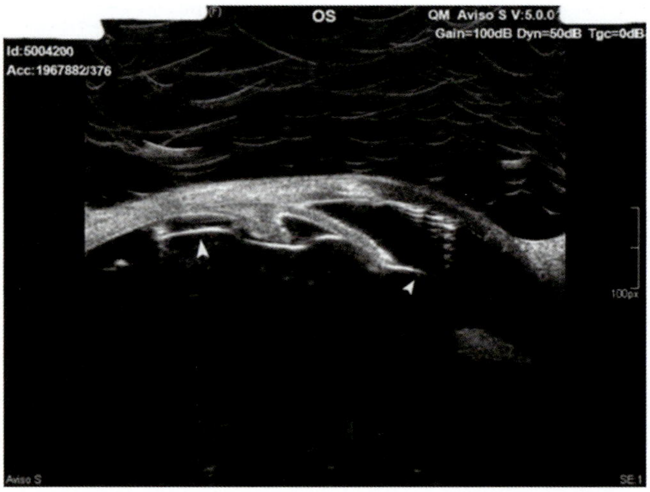

图 7.15 硅油轮廓。一例 53 岁的女性患者，左眼玻璃体切割术后硅油填充。视力手动。裂隙灯检查显示角膜失代偿、水肿。UBM 扫描可显示眼内硅油的前部轮廓（白色三角所示）。

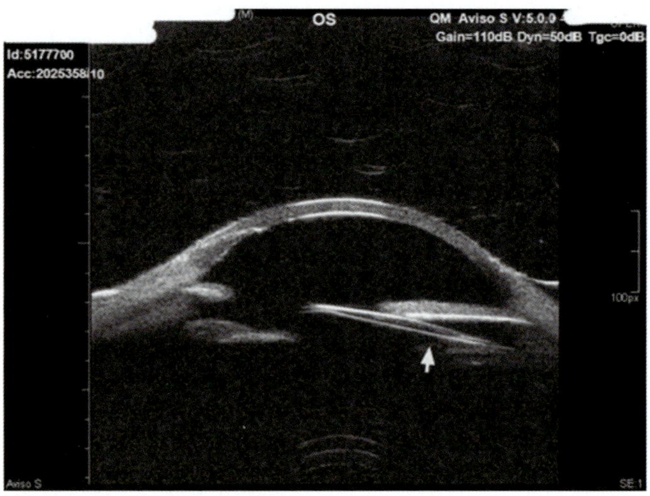

图 7.16 后房型人工晶状体（PC IOL）半脱位。一例 60 岁的女性患者，在左眼复杂白内障手术后植入了后房型人工晶状体，并出现继发性青光眼。视力为 20/40，使用拉坦前列素（Xalatan）滴眼液后 IOP 为 25mmHg。裂隙灯检查显示术后瞳孔不规则。UBM 扫描显示人工晶状体一侧脚袢位于鼻侧睫状体下（白色箭头所示），而另一侧脚袢似乎位于囊袋内。

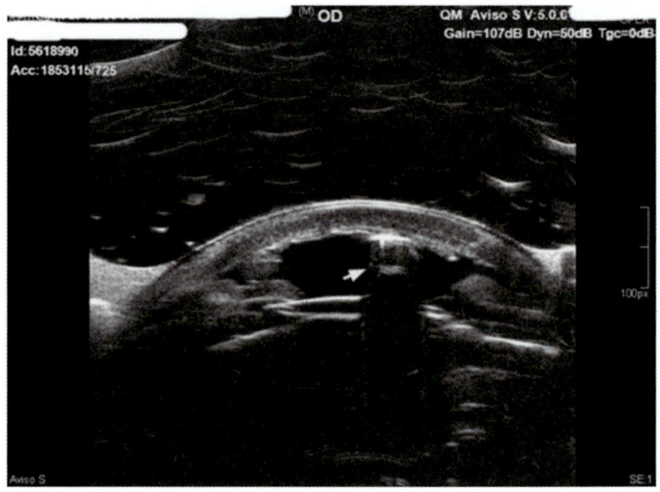

图 7.17 角膜内皮移植术（DSAEK）术后出现气泡。一例 75 岁的男性患者，因右眼角膜内皮失代偿行 DSAEK，手术过程顺利。UBM 扫描显示前房有一个小气泡（白色箭头所示）。下方虹膜抬高，几乎与角膜接触。

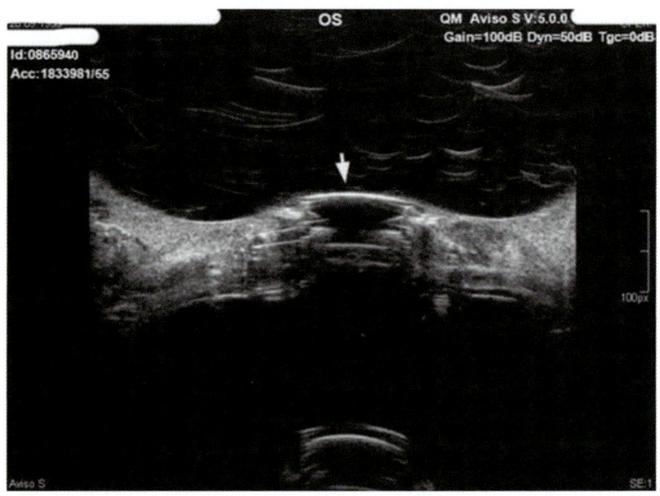

图 7.18 人工角膜。对人工角膜移植术后眼进行 UBM 扫描，显示人工角膜（白色箭头所示）居中，与角膜界面接触良好。

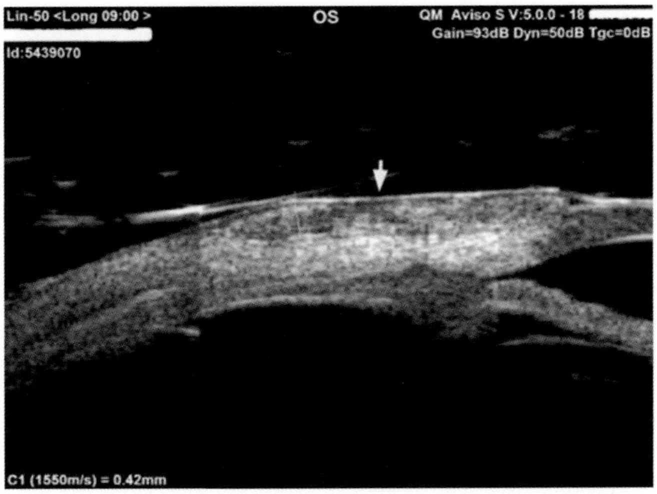

图 7.19 翼状胬肉。一例 28 岁的男性患者，有眼表红肿和局部治疗史。眼表 UBM 扫描显示累及角膜的翼状胬肉（白色箭头所示）。

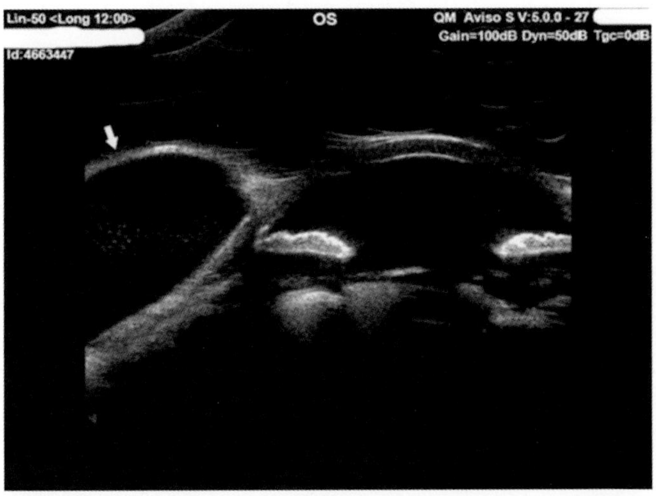

图 7.20 巨大结膜囊肿。在临床检查中，对有巨大结膜肿物的眼睛进行 UBM 扫描发现囊性间隙（白色箭头所示）。

参考文献

1. Pavlin CJ, Sherar MD, Foster FS. Surface ultrasound microscopic imaging of the intact eye. Ophthalmology. 1990;97:244–50.
2. Pavlin CJ, Harasiewicz K, Sherar MD, Foster FS. Clinical use of ultrasound biomicroscopy. Ophthalmology. 1991;98:287–95.
3. Deschenes J, Mansour M, Rudzinski M. Ultrasound and ultrasound biomicroscopy as a diagnostic tool. Dev Ophthalmol. 1999;31:14–21.
4. American Academy of Ophthalmology. Glaucoma: ultrasound biomicroscopy. Practicing ophthalmologists learning system, 2017–2019. San Francisco: American Academy of Ophthalmology. p. 2017.
5. Ishikawa H, Liebmann JM, Ritch R. Quantitative assessment of the anterior segment using ultrasound biomicroscopy. Curr Opin Ophthalmol. 2000;11:133–9.
6. Dada T, Gadia R, Sharma A, Ichhpujani P, Bali SJ, Bhartiya S, Panda A. Ultrasound biomicroscopy in glaucoma. Surv Ophthalmol. 2011;56:433–50.
7. Siak J, Mahendradas P, Chee SP. Multimodal imaging in anterior uveitis. Ocul Immunol Inflamm. 2017;25:434–46.
8. Bianciotto C, Shields CL, Guzman JM, Romanelli-Gobbi M, Mazzuca D, Green WR, Shields JA. Assessment of anterior segment tumors with ultrasound biomicroscopy versus anterior segment optical coherence tomography in 200 cases. Ophthalmology. 2011;118:1297–302.

第 8 章

疑难病例

Abdulrahman H. Algaeed，Igor Kozak

眼部 B 超检查是临床评估多种眼部疾病的重要辅助手段，尤其在眼部屈光介质混浊时。尽管 CT 和 MRI 在许多眼部和眶内疾病的诊断中非常有用（正如本章中所示的病例），但它们无法实时扫描，空间分辨率较差，并在玻璃体、视网膜和脉络膜的评估中作用有限。动态检查中，要求患者在闭眼的情况下左右和上下转动眼睛，对于检测玻璃体、玻璃体后脱离、视网膜和脉络膜的情况至关重要。现代多功能超声扫描仪配备高频小部件探头，对眼部超声检查非常有用[1-5]。

本章收集了一些病例，以补充眼部超声检查在诊断或监测疾病进展方面的重要性和辅助性。这些病例包括一些先天性疾病，以及一些葡萄膜炎和眼周疾病。额外的影像研究旨在提供特定疾病实体的完整临床图像（图 8.1 至图 8.15）。

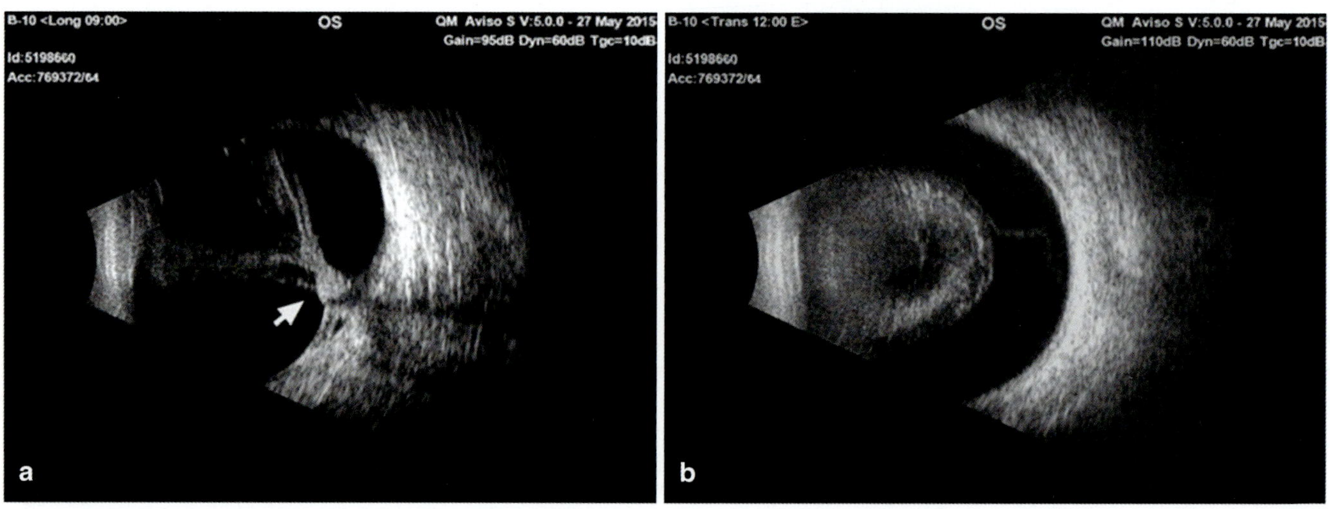

图 8.1 原始玻璃体持续增生症：一名 1 岁男童因左眼玻璃体积血和晶状体轻度混浊而被转诊。术前视力检查无法配合。(a)术前纵向 B 型扫描显示视神经上有一个附着结构（白色箭头所示）。在玻璃体切割术中，清除玻璃体积血后，识别并切除了附着在视神经上的出血纤维，确诊为永存胚胎血管。(b)同一只眼的术前上方横向 B 型扫描显示充满中央玻璃体腔的结构，未见视网膜脱离。（待续）

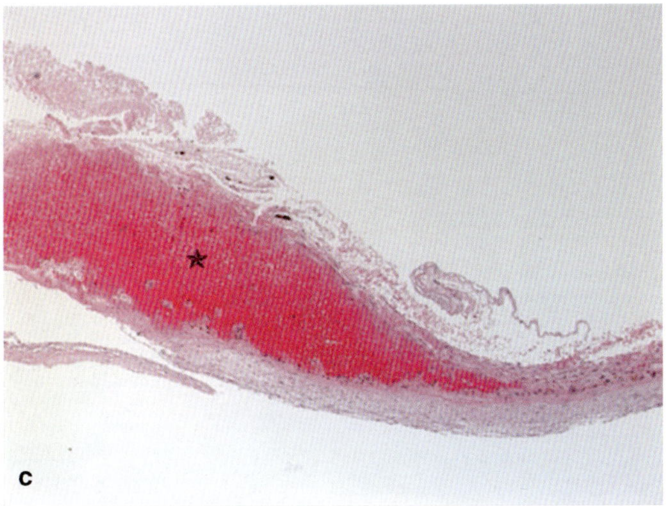

图 8.1(续)　(c)同一只眼的切除标本的组织病理学外观显示包裹出血的纤维血管组织(黑色星号所示)(苏木素-伊红染液，40×)。

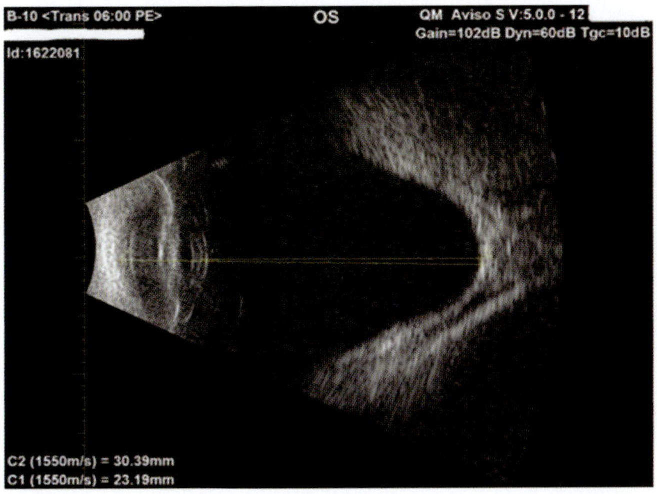

图 8.2　后巩膜葡萄肿。一例 21 岁的男性患者，有超高度近视病史，有后巩膜葡萄肿，横向 B 型扫描显示巩膜后扩张。另一只眼高度近视但没有葡萄肿。

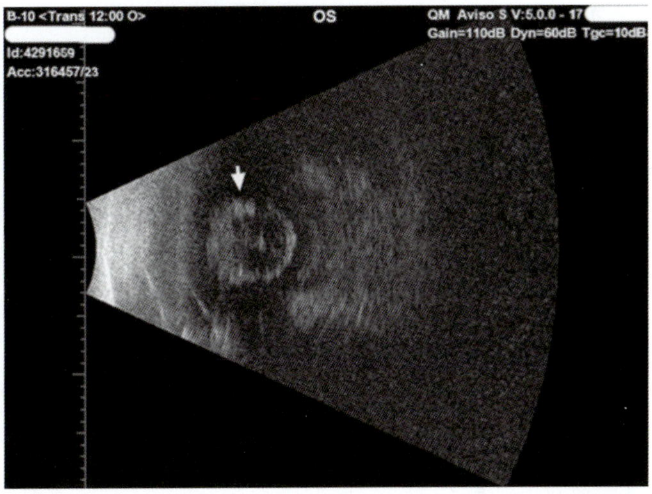

图 8.3　非创伤性自发晶状体脱位。一例 68 岁的女性患者主诉在 2m 处视力下降。上方横向 B 型扫描显示晶状体脱位至玻璃体腔中央(白色箭头所示)。

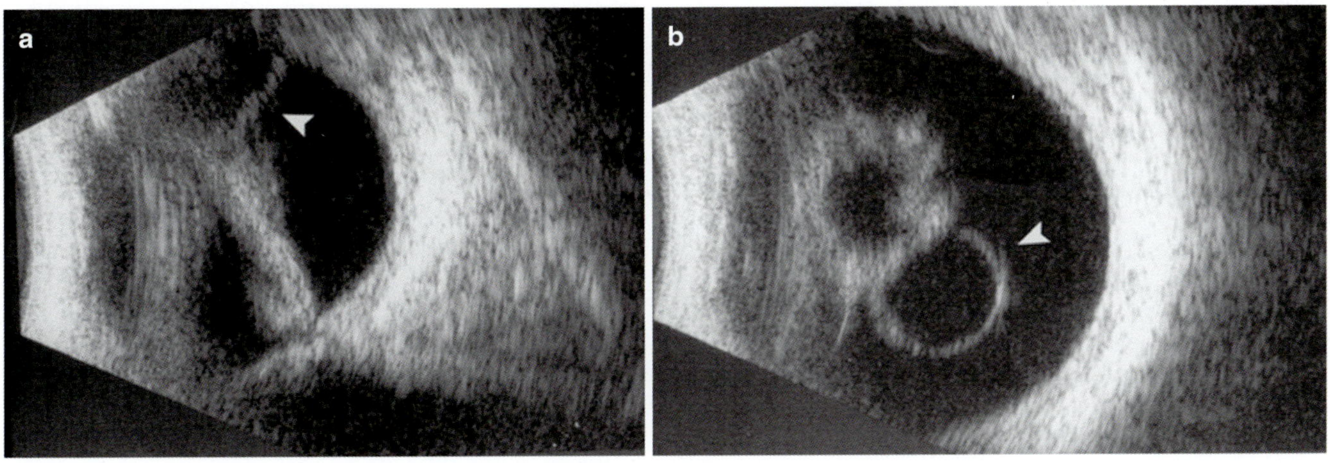

图 8.4　漏斗状视网膜脱离伴巨大视网膜下囊肿。一例 43 岁的男性患者，右眼存在长期的视网膜脱离，前来进行随访检查。(a)上方纵向 B 型扫描显示闭合性漏斗状视网膜脱离，向前方打开(白色三角所示)，无钙化。(b)赤道区鼻侧纵向 B 型扫描显示一个巨大的视网膜下囊肿(白色三角所示)，与脱离的视网膜相邻，无钙化。

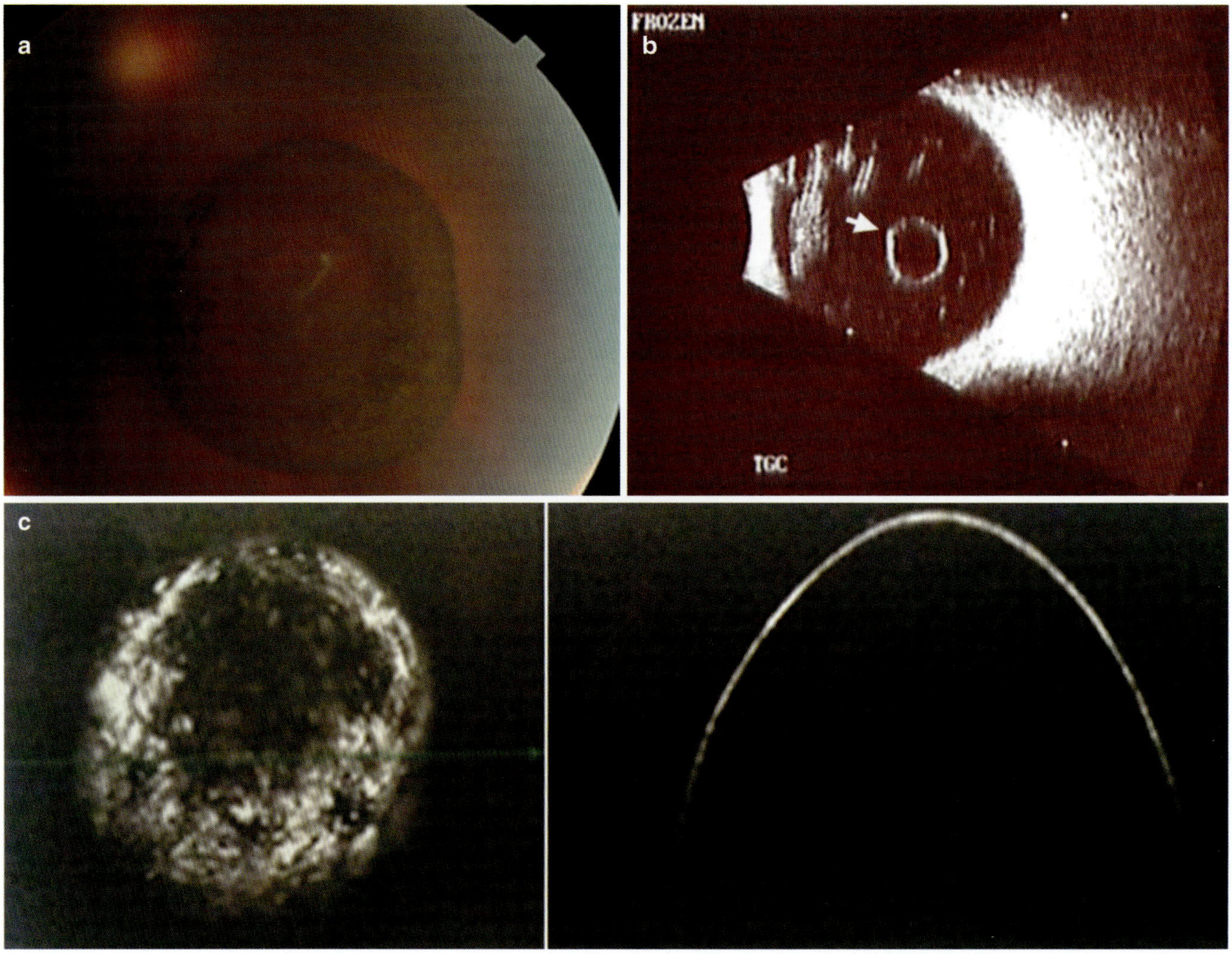

图 8.5 巨大玻璃体囊肿。一例 52 岁的男性患者，右眼视力为 20/32，主诉右眼前有漂移物。(a)彩色眼底照片显示透明的玻璃体囊肿表面有色素团块。(b)同一只眼的轴向 B 型扫描确认玻璃体囊肿(白色箭头所示)，尺寸为 5.1mm×5.6mm。(c)同一只眼的光学相干断层扫描显示玻璃体囊肿。左图显示囊肿表面的扫描激光眼底照相图像。右图显示囊肿的 B 型扫描图像，为囊肿色素表面的高反射抛物线。

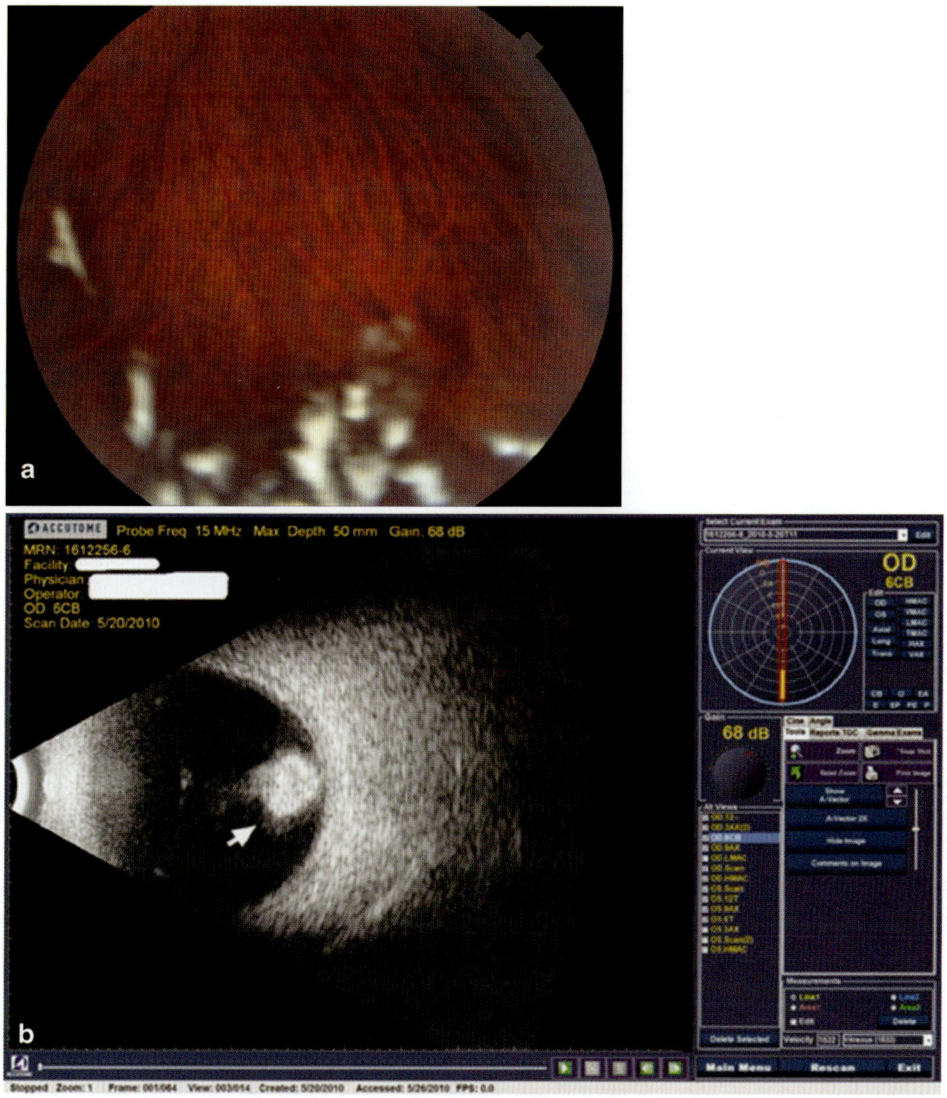

图 8.6 玻璃体腔内注射曲安奈德。一例 64 岁的男性患者，右眼有睫状体平坦部炎病史，主诉视力模糊。由于黄斑囊样水肿，他的视力为 20/50，接受了玻璃体腔内注射曲安奈德。(a)彩色眼底照片显示曲安奈德的白色晶体。(b)下方的纵向 B 型扫描显示玻璃体腔内的曲安奈德为高反射沉积物(白色箭头所示)。术后视力改善至 20/32。

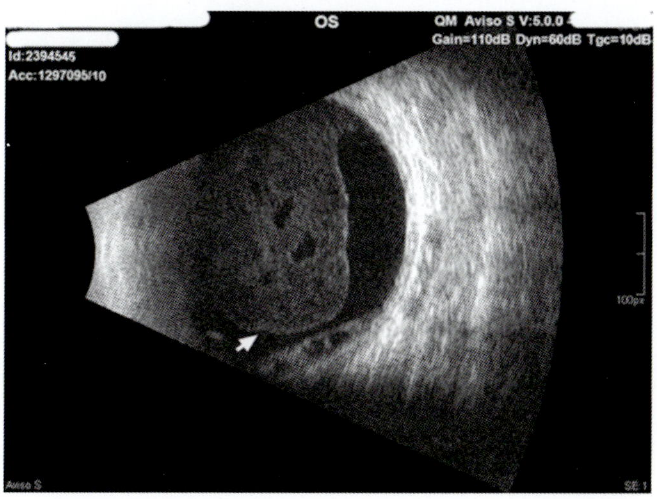

图 8.7 Behçet 病：玻璃体炎。一例 42 岁的男性患者，因 Behçet 病复发而入院。由于转氨酶升高，之前采用环孢素和硫唑嘌呤的全身治疗被中断。视力为 20/200，眼底窥不入。下方横向 B 型扫描显示玻璃体中密集的混浊物(白色箭头所示)。

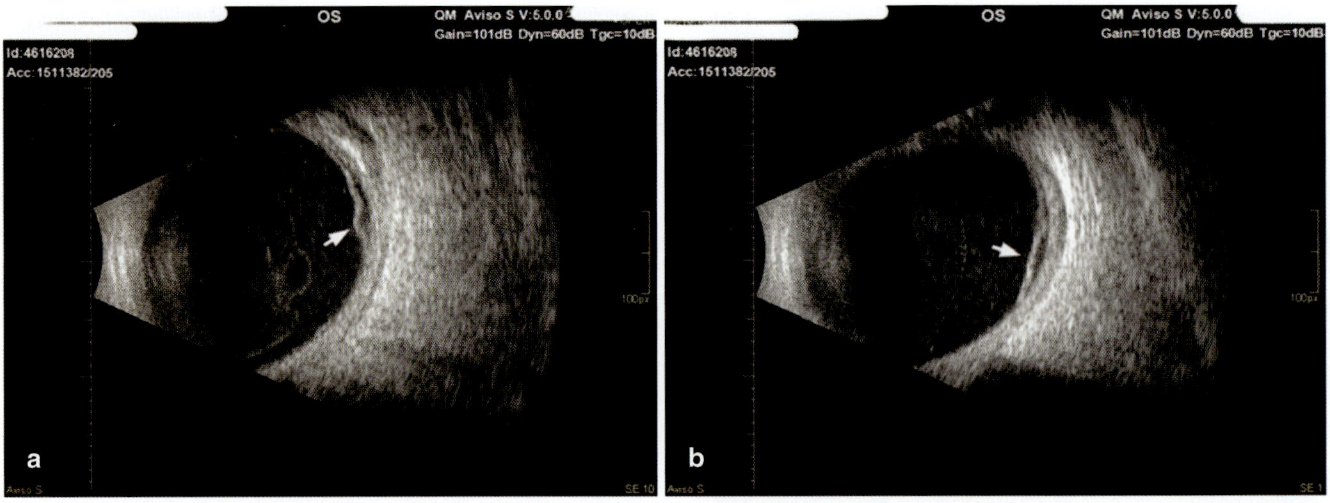

图 8.8 Behçet 病：急性视网膜脱离。一例 29 岁男性患者，有 Behçet 病史，左眼出现玻璃体炎和手动视力。(a)下颞纵向 B 型扫描显示视网膜浅脱离（白色箭头所示）和玻璃体混浊。(b)同一只眼的下方纵向 B 型扫描显示视网膜浅脱离（白色箭头所示）和玻璃体炎。

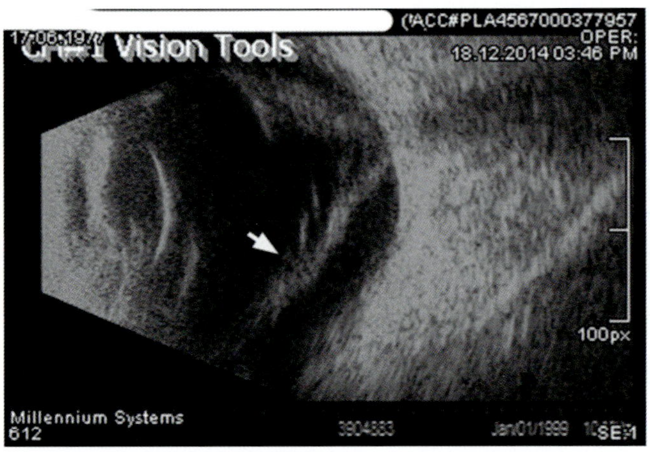

图 8.9 Behçet 病：慢性视网膜脱离。一例 40 岁男性患者，有定期复发的 Behçet 病史，3 年前脑血管病发作，最有可能是由血管炎引起。右眼视力为光感，左眼为 1/200。右眼的轴向 B 型扫描显示慢性开放漏斗状视网膜脱离（白色箭头所示）。

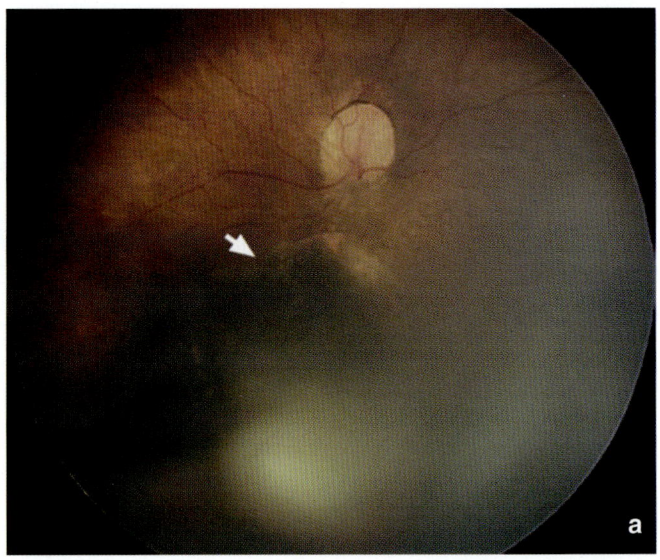

图 8.10 新生儿特发性肿块。一名新生儿被发现眼底红光反射消失和一个特发性肿块。(a)使用 RetCam 相机的彩色眼底照片显示一处视网膜前暗色病变（白色箭头所示），伴有玻璃体变白。（待续）

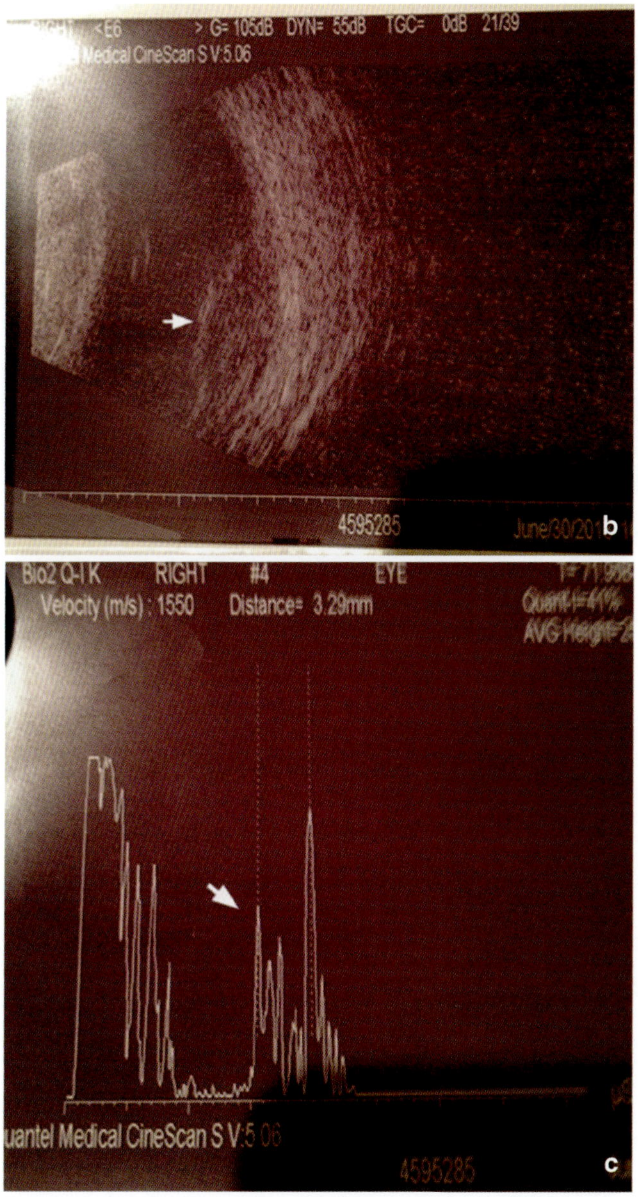

图 8.10(续) (b)下方横向 B 型扫描显示均质的视网膜前病变。(c)A 型扫描显示病变呈中等反射(白色箭头所示),后来证实为视网膜前出血/玻璃体积血。该病变自行消失。

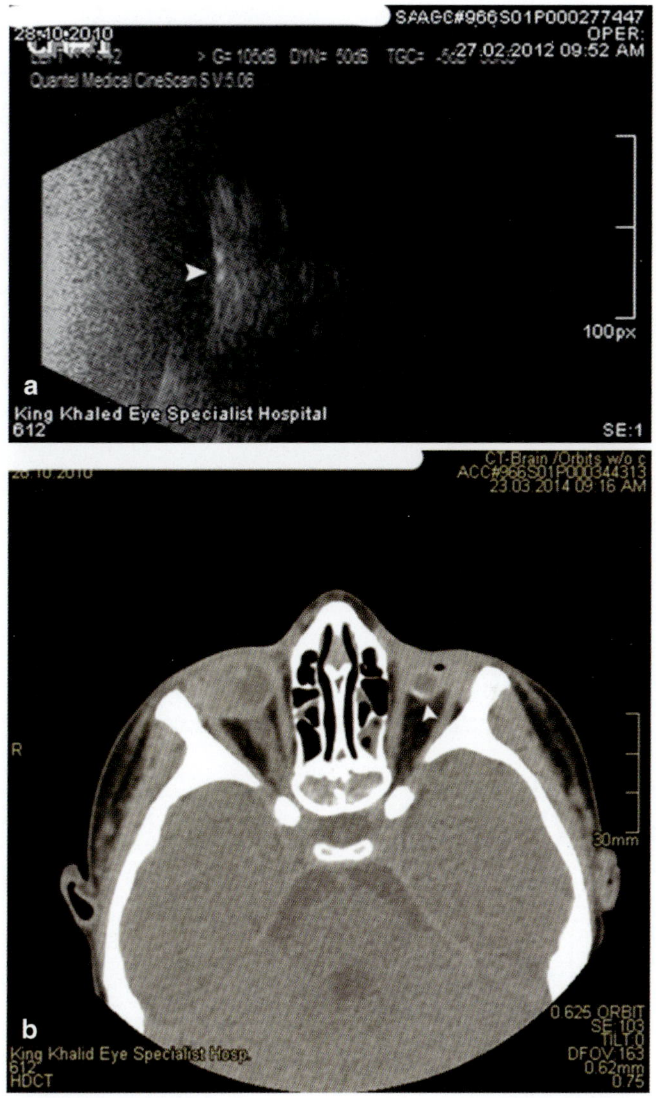

图 8.11 单侧小眼球。一名 7 岁男童,左眼患有先天性小眼球。(a)轴向 B 型扫描显示左侧眼球非常小。白色三角指向眼后壁。(b)头部和眼眶 CT 显示左侧眼球极小(白色三角所示),无视神经。

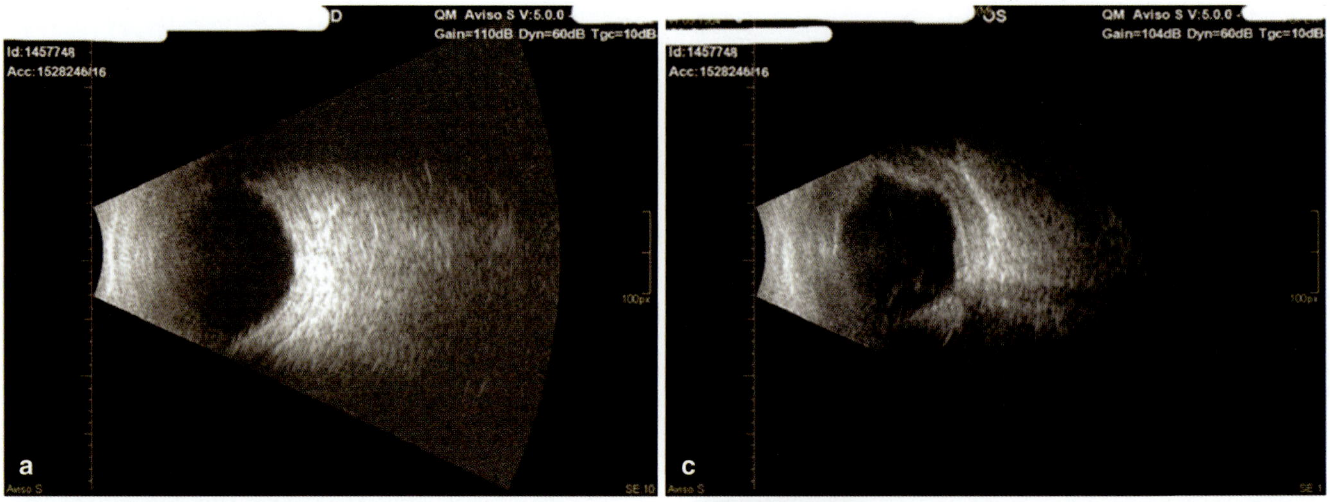

b

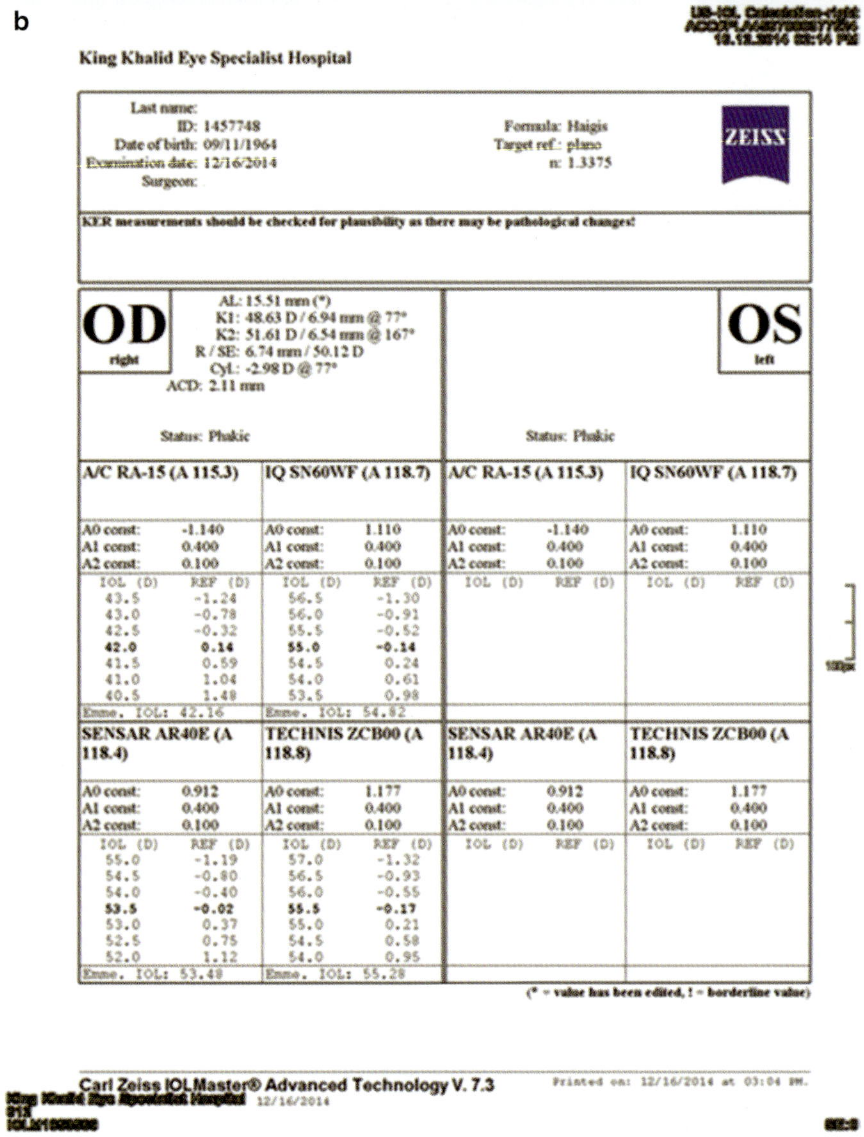

King Khalid Eye Specialist Hospital

Last name:
ID: 1457748
Date of birth: 09/11/1964
Examination date: 12/16/2014
Surgeon:

Formula: Haigis
Target ref.: plano
n: 1.3375

ZEISS

KER measurements should be checked for plausibility as there may be pathological changes!

OD right

AL: 15.51 mm (*)
K1: 48.63 D / 6.94 mm @ 77°
K2: 51.61 D / 6.54 mm @ 167°
R / SE: 6.74 mm / 50.12 D
Cyl.: -2.98 D @ 77°
ACD: 2.11 mm

Status: Phakic

OS left

Status: Phakic

A/C RA-15 (A 115.3)		IQ SN60WF (A 118.7)		A/C RA-15 (A 115.3)		IQ SN60WF (A 118.7)	
A0 const:	-1.140	A0 const:	1.110	A0 const:	-1.140	A0 const:	1.110
A1 const:	0.400	A1 const:	0.400	A1 const:	0.400	A1 const:	0.400
A2 const:	0.100	A2 const:	0.100	A2 const:	0.100	A2 const:	0.100
IOL (D)	REF (D)	IOL (D)	REF (D)	IOL (D)	REF (D)	IOL (D)	REF (D)
43.5	-1.24	56.5	-1.30				
43.0	-0.78	56.0	-0.91				
42.5	-0.32	55.5	-0.52				
42.0	**0.14**	**55.0**	**-0.14**				
41.5	0.59	54.5	0.24				
41.0	1.04	54.0	0.61				
40.5	1.48	53.5	0.98				
Emme. IOL: 42.16		Emme. IOL: 54.82					

SENSAR AR40E (A 118.4)		TECHNIS ZCB00 (A 118.8)		SENSAR AR40E (A 118.4)		TECHNIS ZCB00 (A 118.8)	
A0 const:	0.912	A0 const:	1.177	A0 const:	0.912	A0 const:	1.177
A1 const:	0.400	A1 const:	0.400	A1 const:	0.400	A1 const:	0.400
A2 const:	0.100	A2 const:	0.100	A2 const:	0.100	A2 const:	0.100
IOL (D)	REF (D)	IOL (D)	REF (D)	IOL (D)	REF (D)	IOL (D)	REF (D)
55.0	-1.19	57.0	-1.32				
54.5	-0.80	56.5	-0.93				
54.0	-0.40	56.0	-0.55				
53.5	**-0.02**	**55.5**	**-0.17**				
53.0	0.37	55.0	0.21				
52.5	0.75	54.5	0.58				
52.0	1.12	54.0	0.95				
Emme. IOL: 53.48		Emme. IOL: 55.28					

(* = value has been edited, ! = borderline value)

100px

Carl Zeiss IOLMaster® Advanced Technology V. 7.3   Printed on: 12/16/2014 at 03:04 PM.
12/16/2014

图 8.12 双眼小眼球。一例 53 岁的男性患者,患有双眼小眼球,有闭角型青光眼病史。右眼视力为 20/125,左眼为 6/200。(a)上方横向 B 型扫描双眼眼球非常小。(b)A 型扫描测得右眼的眼轴为 15.51mm。(c)该患者左眼的纵向黄斑 B 型扫描显示同样小的眼球。

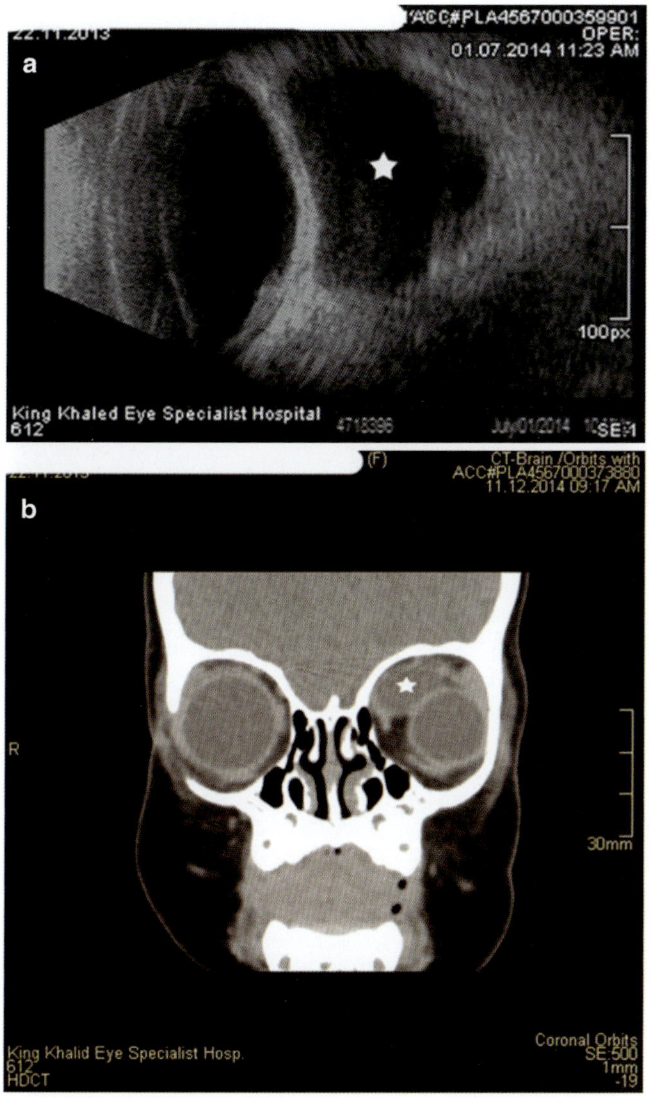

图 8.13 先天性小眼球合并眼眶囊肿。一名 4 岁女童患有先天性小眼球，发现左眼突出。(a)B 型扫描显示眼球变小，邻近有低回声病灶(白色星号所示)。(b)头部和眼眶的冠状 CT 显示，与右眼(2.3cm×2.4cm)相比，左眼非常小(1.9cm×1.9cm)。眼眶内有一个占位性病变(白色星号所示)，没有钙化灶。

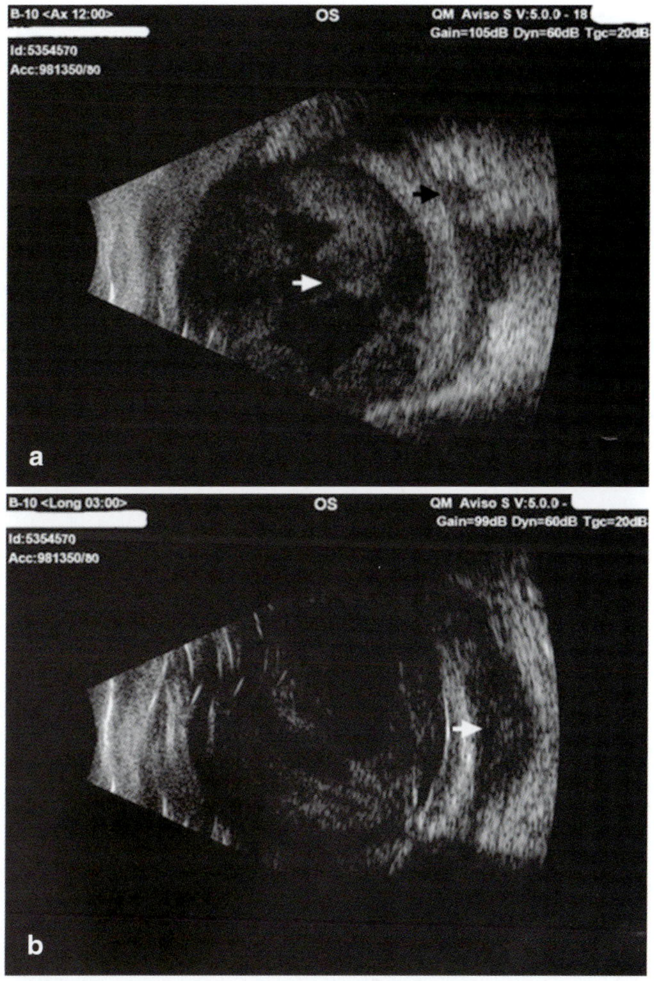

图 8.14 全眼球炎伴巩膜浸润和眼眶脓肿。一例 42 岁的女性患者，因左眼突眼和疼痛入院。(a)轴向 B 型扫描显示玻璃体炎(白色箭头所示)和巩膜增厚伴 Tenon 囊积液(T 征)(黑色箭头所示)。(b) 同一只眼的纵向 B 型扫描显示 Tenon 囊腔内积液(白色箭头所示)。患者接受了睑裂缝合术和抗生素眼内注射，同时配合全身抗生素和皮质类固醇治疗。(待续)

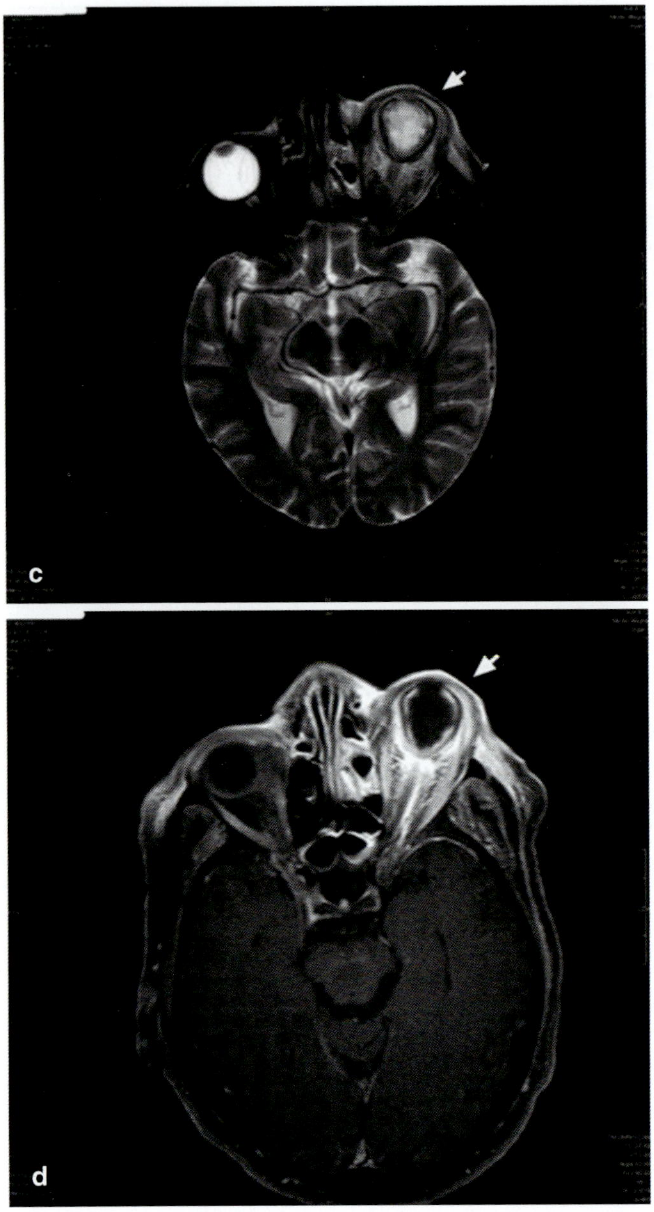

图 8.14(续) (c)该患者的 MRI T2 显示左侧全眼球炎、巩膜浸润和眼眶浸润(白色箭头所示)。(d)该患者的 MRI T1 显示清晰的左侧巩膜浸润和眼眶浸润(白色箭头所示)。

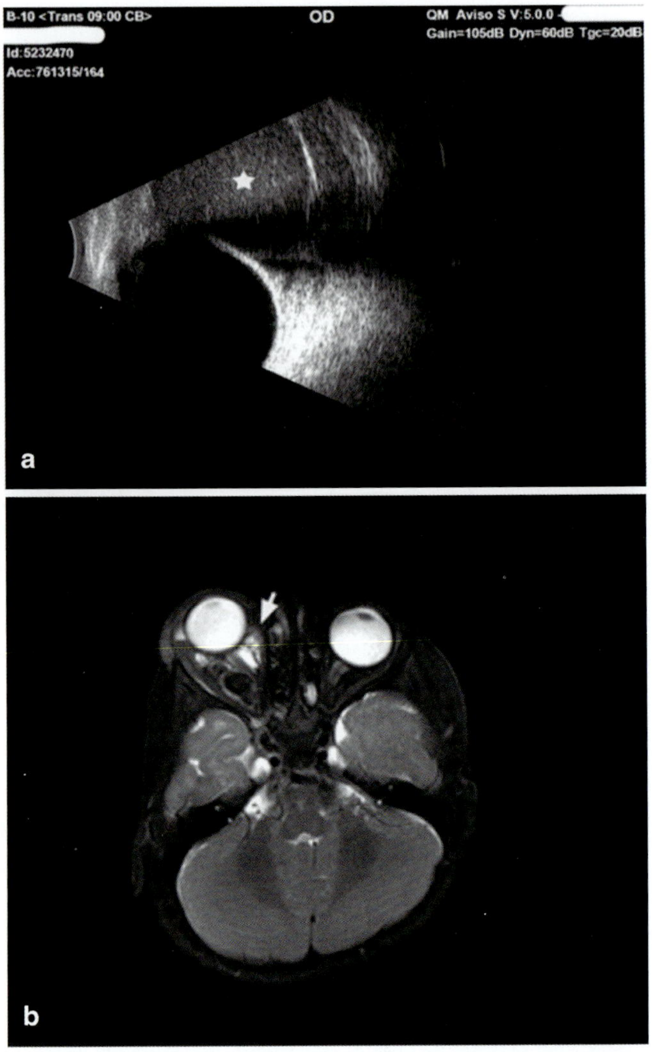

图 8.15 眼眶病变。一例中年男性患者因右眼突出入院。(a)横向 B 型扫描显示眼眶周围高回声肿块(白色星号所示)。注意到有液平面移动。(b)该患者的 MRI T2 显示眼眶病变,经活检确认为淋巴管瘤。

参考文献

1. Fielding JA. Ocular ultrasound. Clin Radiol. 1996;51:533–44.
2. Silverman RH. High-resolution ultrasound imaging of the eye – a review. Clin Exp Ophthalmol. 2009;37:54–67.
3. Coleman DJ, Silverman RH, Rondeau MJ, Lloyd HO, Daly S. Explaining the current role of high frequency ultrasound in ophthalmic diagnosis (ophthalmic ultrasound). Expert Rev Ophthalmol. 2006;1:63–76.
4. De La Hoz PM, Torramilans Lluís A, Pozuelo Segura O, Anguera Bosque A, Esmerado Appiani C, Caminal Mitjana JM. Ocular ultrasonography focused on the posterior eye segment: what radiologists should know. Insights Imaging. 2016;7:351–64.
5. Dessì G, Lahuerta EF, Puce FG, Mendoza LH, Stefanini T, Rosenberg I, et al. Role of B-scan ocular ultrasound as an adjuvant for the clinical assessment of eyeball diseases: a pictorial essay. J Ultrasound. 2014;18:265–77.

索　引